世界が認める
新しい糖質制限食とその方法

腸を治す食事術

医学博士　江田クリニック院長
日本消化器病学会専門医
日本消化器内視鏡学会専門医
江田　証
Eda Akashi

新星出版社

まえがき

さあ、腸《じぶん》に目覚めよう 腸《じぶん》を知る旅にようこそ！

人生において、本当の自分を知るということは、最大の興味関心ごとです。「自分は何者なのか」「自分は何のためにこの世に生まれ、自分の人生にはどんな意味があるのか」。この答えを知ることは人生の最終目標であり、醍醐味でもあるでしょう。

今や、空前の「自己分析ブーム」です。

遺伝子検査や腸内細菌検査などが簡単にできるようになり、今まで漠然と「体質」と言われてきたものが、科学的に分析できるようになってきました。

血圧が高くなりやすい遺伝子を持っている、血管が硬くなりやすい遺伝子を持っている、太りやすい腸内細菌を持っている…など、少量の血液や便をとるだけでわかるのです。

今、世間は「腸」に注目しています。

肌荒れから認知症、うつなどのメンタルの問題、心臓や肝臓、腎臓などの全身の病気、大腸がんだけではなく、乳がんや子宮がんなどのがんに「腸」が深く関わっていることがわかってきたからです。

そしてもっとも注目を浴びているのが、「過敏性腸症候群」という腸の病気です。

日常的に下痢、おなかのガスや張り、腹痛などに悩まされている「おなかの調子がすぐれない人たち」が増えています。

日本人でこの過敏性腸症候群に悩む人は、病院に受診していない人を含めると1700万人を超え、なんと日本の中高生の実に18・6％の若者がこの病気に悩んでいるのです。

この過敏性腸症候群という病気はこれまで「単なる精神的な病気」と考えられてきました。

しかし、ストレスは症状を悪化させることは確かですが、根本の原因ではありません。

最近の欧米での研究で、つらいおなかの症状が「ある糖質」に原因があることがわかってきました。この糖質を食べると、症状が悪化するのです。

もともとこれらの糖質は腸で吸収されづらい糖質のため、腸の中に大量に水分を引き込んで下痢を引き起こします。そして急激に過剰な発酵を起こして、ガスやおなかの張り・鳴り、腹痛の原因になります。


おなかの調子が悪いあなたは、自分の腸についてもっとよく知ってみましょう。

あなたの腸には、どの糖質が合わないのでしょうか？　自己分析をしてみてください。

正しく腸《じぶん》を知ることで、毎日の生活はすっかり楽になります。


あなたは今まで仕事や家事、子育てに忙しくて、腸からのメッセージを満足に聴けてこなかったのではないでしょうか？

腸からのメッセージを無視しつづけると、おなかの不調は治りません。

また、世間で一般的に言われている「腸活」をうのみにしていませんか？

「食物繊維をたくさん食べて、納豆などの発酵食品やりんご、ヨーグルトを食べましょう」、という「腸活」は、本当はおなかの不調な人には逆効果なことがわかってきました。

おなかの調子を崩す糖質の種類は個人個人違います。あの人によかった健康法が、あなたに合うとは限らないのです。

さあ、本当の腸《じぶん》を知る旅に出ましょう。

私は、毎日全国から訪れるおなかの不調を抱えた患者さんを治療している消化器内科医です。私がこの旅をナビゲートいたします。

この本でご紹介する方法は、どんな薬を飲んでも治らなかった、10年以上続く激しい下痢の患者さんもピタッとよくなり、感謝されています。

あなたがおなかの不調に悩んでいるなら、この世界の一流医学誌で科学的に証明された「新しい糖質制限食」を試してみましょう。

この「新しい糖質制限食」であなたの腸はきっとよみがえります！

医学博士　江田クリニック院長　江田 証

目次

目次

PART2 食べていい低FODMAPか避けたい高FODMAPを知る

目次

目次

PART4 〝腸元気生活〟を続けて老けない人になる

企画・編集●スタジオパラム
Editor●島上絹子、西村　泉　Writer●石井信子　Illustrater●手塚由紀
Design●スタジオパラム

大腸・小腸にまつわる最新情報
ウソ？ ホント？ チェック!!

①

腸内フローラ（腸内細菌叢《そう》）を整えることで腸は健康になる。

〈ホント！〉

腸内細菌の理想的なバランスは、善玉菌2割、悪玉菌1割。のこり7割が優勢なほうに味方する日和見菌。だから、善玉菌を増やしておくことで、腸は健康になれます。

⬇詳しくは26ページへ

②
おなかにいいといわれる食べ物がおなかを不調にさせることがある。

ホント！

過敏性腸症候群の人やおなかが弱い人たちにとっては、おなかを整えるどころか、おなかを不調にさせる原因になっていました。

⬇詳しくは30ページへ

❸

納豆（発酵食品）、ヨーグルト、
りんご、にんにく（水溶性食物繊維）、
アスパラガス（オリゴ糖）などは、
おなかにいい食べ物だ。

どちらとも言えない

いまブームの「腸活」で広く活用される食品は、腸が健康な人にはいい食べ物ですが、すぐに下痢をしたり、おなかが張ってしまうような人は、控えたほうがいい食べ物ばかりです。

➡詳しくは46～49ページへ

④

やせたい人や血糖値が高めの人に人気の「糖質制限」とは違う「新糖質制限」がある。

ホント！

おなかが弱い人のために考案されたフォドマップ（FODMAP）と呼ばれる、発酵性の吸収が悪い４種の糖質を制限する「低FODMAP食」という新しい食事法があります。

⬇詳しくは108ページへ

5

パンやパスタなど、
小麦をやめると
おなかの調子がよくなるのは、
小麦のグルテンが
悪さをしていたから。

〈ウソ！〉

グルテンは小麦の中のタンパク質。おなかの調子を悪くさせているのは、小麦に含まれるフルクタンという発酵性の糖質のひとつです。

⬇詳しくは100ページへ

⑥ 腸が若くてきれいな人は、若々しく元気に長生きできる。

〈ホント！〉

ヒトは腸から老化します。腸内細菌が乱れると肥満や糖尿病、動脈硬化にもつながることがわかってきました。腸をケアしないと長生きできません。

⬇詳しくは128ページへ

PART1

従来のおなかを整える食事が合わない人がいる

腸からのSOSサインに耳を傾ける

下痢や便秘を繰り返す、すぐにおなかが痛くなる……。いつもおなかの調子が悪い、でも病院で診てもらっても異常はない、という人が増えています。

おなかの調子を整えようと整腸剤を飲んだり、医師に指示されたように食物繊維を多く含んだ食材をとったり、ヨーグルトなどの発酵食品を積極的に食べたりする人もいるでしょう。それで調子がよくなるのなら問題ありません。ところが、なかにはこうした方法で症状が改善されない、さらに調子を悪くしてしまう人がいるのです。思いあたることはありませんか？

まず、腸が発信する不調のサインを見逃さないようにしてください。**下痢や便秘などが代表的サインで、腸内細菌のバランスの乱れや感染症にかかったあとの腸の動きの低下、小腸での細菌の増えすぎなどが原因で引き起こされているのです。**

ほかにもおなかの張りやゴロゴロと鳴る、げっぷや胸焼け、肌ツヤの低下なども、体に不調が生じていることを教えてくれる腸からのＳＯＳサインです。

こうした**サインを見逃さないためには、自分の腸の状態に耳を傾ける「傾腸《けいちょう》」の習慣を持つこと**が大切になります。

■過敏性腸症候群かも？チェックしてみましょう

大前提 おなかの痛みや張り、不快感、おならが増えたなどの状態が、過去3カ月間で、月に3日以上繰り返し起こった

- □ おなかが痛いときや不快なとき、排便すると不快な症状が和らぐ
- □ おなかが痛いときや不快なとき、便秘や下痢の回数が増減する
- □ おなかが痛いときや不快なとき、便が硬くなったり水のようになったりと変化する
- □ 水っぽい便が出る
- □ うさぎのフンのような硬くてコロコロした便が出る
- □ 下痢と便秘を繰り返す
- □ 吐き気がある
- □ 食欲がない
- □ おなかがいつも張ったような感じがする
- □ おならがたくさん出る
- □ 排便しても残便感がある

大前提 に加え、それ以外に2つ以上当てはまったら、過敏性腸症候群の疑いあり！

この本で紹介する「食事術」で、あなたの不調は治ります！

ここまでわかってきた腸内フローラ

腸の不調を訴える人に限らず、「腸内細菌を増やして腸を健康にしよう」という〝腸活〟が一大ブームになっています。腸を整える方法として推奨されているのが、食物繊維や発酵食品をとることです。

私たちの腸内には、約100兆個もの腸内細菌が存在するといわれています。腸壁の粘膜にびっしりと生息し、花畑（フローラ）のように見えることから、「腸内フローラ（腸内細菌叢《そう》）」と呼ばれます。

腸内細菌は、人体にいい影響を与える善玉菌、便秘や下痢などを引き起こす悪玉菌、善玉・悪玉の数が優勢なほうに加勢する日和見菌の3つに分類されます。代表的なものは、善玉菌では乳酸菌の一種、ガセリ菌など、悪玉菌では黄色ブドウ球菌やボツリヌス菌など、日和見菌では海藻を分解するバクテロイデス・プレビウスなどがあります。おもしろいことに、海藻を分解する酵素をつくれるのは日本人の腸内にいるバクテロイデス・プレビウスだけで、外国人の腸内にいるものは海藻を分解できません。

理想的なバランスは、善玉菌2割、悪玉菌1割、日和見菌7割です。悪玉菌が優勢になると、このバランスがくずれ、さまざまな健康上の問題が起こります。

腸内細菌は、私たちが食べたものを栄養源として、体の健康に役立つ酢酸・酪酸・プロピオン酸などの短鎖脂肪酸をつくります。**短鎖脂肪酸は、腸内を弱酸性にすることで、悪玉菌の増殖を防いだり腸内の炎症を抑えてくれます。さらに全身に送られて、血糖を上げにくくしたり、脂肪を燃焼させたり、がんを予防したりしてくれます。**

また、いまもっとも注目されているのがアッケルマンシア・ムチニフィラという善玉菌で、大腸内の粘膜層を厚くして、バリア機能を高めて毒素が入りにくい状態にする働きをしてくれます。つまり、大腸がんの予防も期待されている注目の腸内細菌なのです。この次世代善玉菌を増やしてくれるのが、ぶどうやクランベリー由来のポリフェノールだということもわかってきました。

腸を整える食事をおさらいしよう

腸内環境に大きな影響を与えるのが、食生活です。食べたものは、胃で胃液によってドロドロに溶かされ、小腸でほとんどの栄養素が吸収されたあと、大腸でわずかに残った食物の残りカスから、水分と少量のビタミンが吸収され、体外に排出する便がつくられます。

バランスのとれた食事は善玉菌の大好物。野菜や果物が腸に入ってくると酢酸や酪酸、ビタミンB群といった体にいい物質をつくり出します。反対に、悪玉菌の大好物は高脂質や高カロリーの偏った食事。これらを食べると悪玉菌は、アンモニアやアミン、発がん性物質につながる二次胆汁酸などの有害な物質をつくり出してしまいます。

理想の腸内フローラとは、善玉菌、悪玉菌のバランスがよく、しかも腸内細菌の種類が多様であること。腸内細菌の種類が多いほど腸粘膜のバリア機能が高まり、免疫力も高まります。

そのためには、1日にとる食品の種類を増やすことです。善玉菌が育ちやすく、腸にいい影響を与える食品を、数多くとるようにしましょう。

腸の味方になるのは次の4つです。

1つ目は「発酵食品」です。ヨーグルトや味噌、納豆などが代表食品で、**悪玉菌の増殖を抑え、善玉菌を刺激して腸のぜん動運動を活性化します。**

2つ目は「水溶性食物繊維」です。海藻やごぼうに多く含まれ、**善玉菌のエサとなり、腸内フローラを整える作用があります。**

3つ目は「オリゴ糖」。バナナ、玉ねぎ、はちみつなどに含まれ、**乳酸菌のエサとなって善玉菌を増やす効果があります。**ヨーグルトに多いビフィズス菌などの善玉菌と一緒にとると、相乗効果で善玉菌を増やすことができます。

4つ目は「EPA・DHA」です。これは青魚に多く含まれているオメガ3脂肪酸で、**抗酸化作用で腸の炎症を抑え、善玉菌が増えやすい環境を整えてくれます。**アマニ油に含まれるα-リノレン酸は、体内でEPA・DHAに変わって同じ働きをします。

整腸食が合わない人は過敏性腸症候群か小腸内細菌増殖症かも

腸内環境を整えるには食生活と食事の内容がとても大事で、なかでも発酵食品、水溶性食物繊維、オリゴ糖、ＥＰＡ・ＤＨＡの４つは、とくに腸にいい影響を与えてくれると前述しました。これらを積極的にとると、確かにおなかの調子がよくなります。

ところが、これらの食品は「腸に問題のない人」限定で効果があるのです。**整腸食でおなかの調子がよくなるどころか、おなかが張る、ガスが出るようになった、便秘や下痢になったというなら、その食品が合わなかったということです。**もし「発酵食品を食べたら便秘が解消した」場合、それは「効果」ではなく、下痢気味になったという「副作用」と言えるかもしれません。「効果」と感じられるか、「副作用」として感じられるかは、症状の程度によって〝紙一重〟なのです。

一般的な整腸食が合わない原因のひとつとして考えられるのが、過敏性腸症候群（ＩＢＳ：Irritable Bowel Syndrome）と呼ばれる腸の病気です。世界的にも患者が多く、日本では少なくとも10人に1人が苦しんでいます。症状はおなかがゴロゴロする、痛みや張り、下痢または便秘などですが、病院で内視鏡検査をしても、とくに異常は認められません。まだこの病気をよく知らない医師も多いため、「気のせいだ」と言われたりすることも多いのです。

過敏性腸症候群（ＩＢＳ）は、地方より都会に住んでいる人や社会的地位の高い人に多い傾向があります。また、ストレスが状態を悪化させるため、試験の前、満員電車に乗っているときなどにとくに起こりやすいのも特徴です。

これだけ多くの患者がいる病気ですが、発症する要因はこれまではっきりとはわかっていませんでした。

また、**もうひとつの原因として考えられるのが、小腸内細菌増殖症**（ＳＩＢ《シーボ》Ｏ：Small Intestinal Bacterial Overgrowth）です。近年になって、カプセル内視鏡や小腸内視鏡が開発され、小腸の病気が正しく認識できるようになってわかってきた病気です。

本来、小腸の細菌の数は、大腸と比べてきわめて少ないのが健康な状態です。**大腸には100億〜1兆個以上の細菌が存在しているのに対し、小腸には通常約1万個ほどしかいません。それが、10倍の10万個以上という爆発的な数字になってしまっている**のが小腸内細菌増殖症という状態です。

小腸の腸内細菌が増え、そこに「整腸食」が入ってくると、それをエサとしてますます細菌が増殖し、細菌が大量のガスを発生させ、おなかの不調を招くのです。小腸は本来ガスに耐える構造をしていないので、炎症を起こしたり、小腸の粘膜を傷つけてしまうことで異物を通しやすくなってしまいます。通してはいけない細菌や毒素までも通してしまうと、さまざまな病気にかかりやすくなります。

SIBO《シーボ》の症状は過敏性腸症候群とほぼ同じで、**過敏性腸症候群と診断された人の84%は、SIBOを合併している**ことがわかっています。

25ページのチェックで、過敏性腸症候群の疑いがあるとされた人たちは、短鎖脂肪酸をつくりやすい腸内細菌を持っています。短鎖脂肪酸も適量なら腸の健康によい影響を与えるのですが、過剰になると下痢や腹痛などの症状を悪化させることが発表されています。おなかの弱い人たちにとって、「腸内細菌を整える食事」が、ますます症状を悪化させてしまう可能性があるというわけです。

ほかにも似ていたり合併したりしている命にかかわる病気もあります。**50歳を過ぎておなかの調子が急に悪くなったら、内視鏡や便潜血検査などを受ける習慣をつけましょう。**

また、このような診断を受けていなくても、体質的に胃腸の弱い人、もともとおなかの調子をくずしやすい人も多くいます。本書で紹介する食事法は、そんな人たちにこそおすすめしたい食事術なのです。

■過敏性腸症候群に似ていたり合併していることが多い病気

- **機能性ディスペプシア**
  胃酸に対して胃が過敏になったり動きが悪くなるせいで、
  胃が痛かったり重かったりする
- **クローン病**
  消化管のすべての部分にびらんや潰瘍が起こる
- **潰瘍性大腸炎**
  大腸の粘膜にびらんや潰瘍ができる
- **セリアック病**
  小麦などに含まれるグルテンが原因で小腸の粘膜を傷つける
- **運動誘発性胃腸症候群（GIS）**
  食後に激しい運動をすると腹痛やガス、下痢などの胃腸症状が起こる

「吸収されにくい糖質」が、便秘・下痢・おなかの張りの原因

過敏性腸症候群やＳＩＢＯの症状である便秘・下痢・おなかの張り・げっぷ・おならはなぜ起こるのでしょうか。

私たちが食べたものは、口から食道→胃→十二指腸→小腸→大腸の順で体の中に取り込まれていきます。食べ物は胃でドロドロになるまで消化されたあと、十二指腸を通っていきますが、問題は次の小腸です。

小腸内には、食べたものに含まれている「吸収されやすい糖質」と、「吸収されにくい糖質」が混在します。吸収されやすい糖質は、小腸の粘膜にあるポンプからどんどん吸収され、血液の流れに乗って各臓器に運ばれていきます。

一方吸収されにくい糖質は、なかなか小腸で吸収されずに、そのまま小腸内にとどまって濃度が濃くなっていきます。すると小腸の中では、濃度を薄めようとして、血管の中から小腸の中へ大量の水分を引き込んできます。これによっ

て小腸の中は水でいっぱいになってしまいます。**これが、おなかがゴロゴロしたり下痢をしたり、おなかが張る仕組みです(浸透圧性下痢)。**

また、小腸で吸収されにくい糖質は、小腸で**吸収されないまま大腸まで到達します。**大腸内にいる大量の腸内細菌は「たくさんエサが来た」という**栄養過多な状態に。**すると細菌によって**異常な発酵が起きてガス（水素）が発生**しておならの原因になったり、大腸の働きを悪くしてしまいます。小腸内の水分に加え、大腸ではガスが大量に発生し、さらにおなかはパンパンになる、という恐ろしい状態になるわけです。

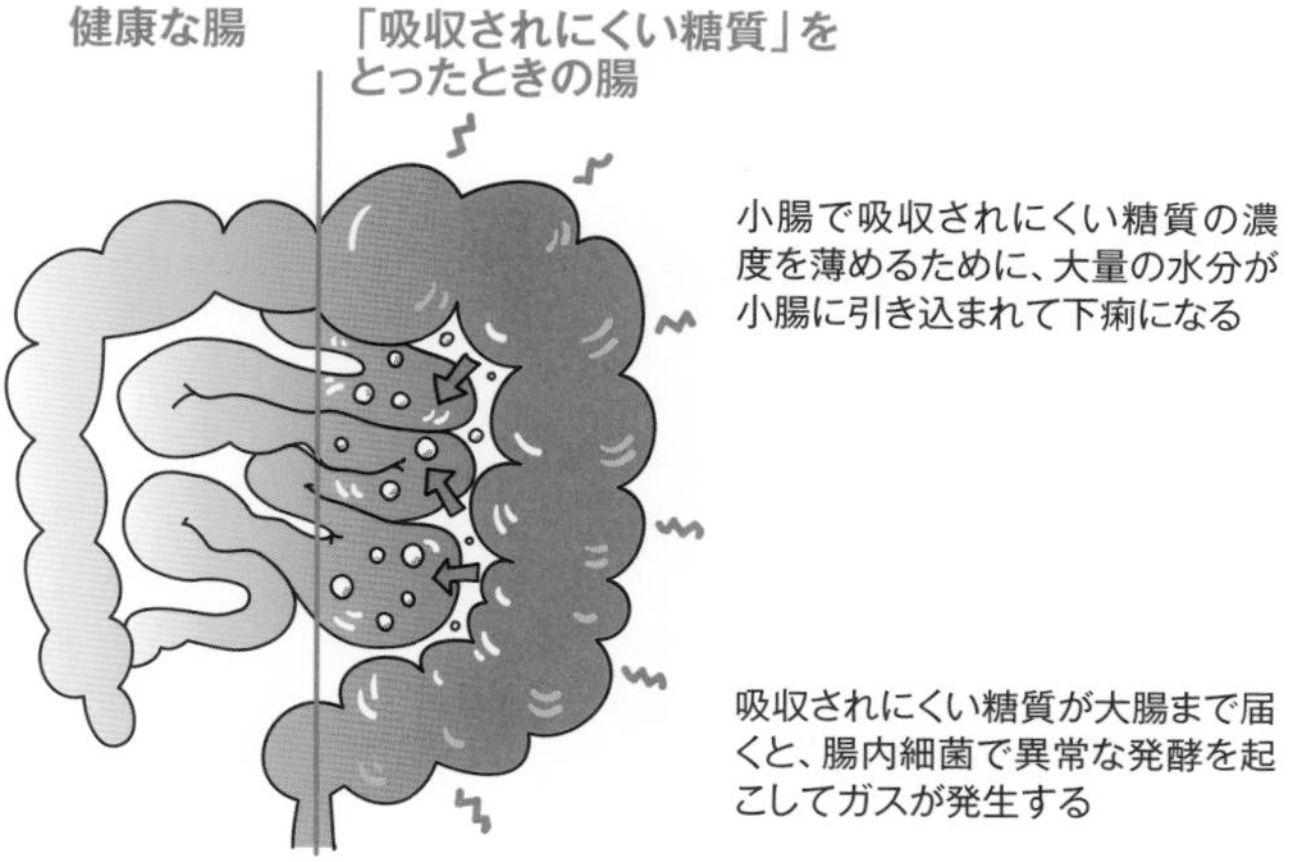
健康な腸
「吸収されにくい糖質」をとったときの腸
小腸で吸収されにくい糖質の濃度を薄めるために、大量の水分が小腸に引き込まれて下痢になる
吸収されにくい糖質が大腸まで届くと、腸内細菌で異常な発酵を起こしてガスが発生する

自分のおなかの不調に合った食事で腸を改善する

おなかの不調を呼び起こす、「吸収されにくい糖質」をとらない食事をすること、それが何をしてもよくならなかったおなかの不調を改善する決め手になることがあります。それがＰＡＲＴ２で詳しく解説しますが、**吸収されにくく、発酵性のある４種の糖質を控える「低FODMAP（フォドマップ）」食**です。この食事法は、日本ではまだあまり知られていませんが、オーストラリア・モナッシュ大学発の科学的な根拠を持つ世界初の食事プログラムです。

私の患者さんたちのなかには、数十年も原因不明の下痢で悩んでいた人が多くいます。外出もままならず、引きこもりになってしまった人もいます。それが、ＦＯＤＭＡＰを控えた食事法を続けると、ほとんどの患者さんが症状が改善して明るくなります。

この食事法は最近よく耳にする「グルテンフリー食」と似ていますが、「グルテンフリー食」はグルテンという小麦のタンパク質を排除する食事で、「FODMAPを控える食事」は発酵性のある糖質を避ける食事のことです。

テニスのノバク・ジョコビッチ選手は、グルテンフリー食で調子がよくなり世界一位になったといわれています。しかし、彼はグルテンが悪さをする「セリアック病」（33ページ参照）だったわけではないので、私は「運動誘発性胃腸症候群（GIS）」（33ページ参照）だったのでないかと思っています。

ジョコビッチが小麦をやめて体調がよくなったのは、小麦に含まれるフルクタンという発酵性の糖質をやめたから、つまりFODMAPを避けて改善した可能性が高いと医学界では考えられているのです。グルテンフリー食にすると、小麦が除かれるため、おのずと低FODMAP食になります。運動誘発性胃腸症候群はFODMAPを控えると改善し、運動パフォーマンスが上がることが証明されているのです。

次から、小麦に含まれる糖質以外にも、どんな糖質が悪さをし、その糖質が含まれている食品はどれなのか詳しく見ていきましょう。

Column
コラム

自分の腸内細菌次第で食べていいものが決まる

将来はがんの治療方針を腸内細菌で決めるようになるかも⁉

私たちの腸にいる腸内細菌の種類やバランスは、人それぞれ違います。

たとえば、肉や卵に含まれるコリンという栄養素は食べた人によって効果が違うということ。コリンは高血圧の予防効果や、コレステロールや中性脂肪の量を適切に保つ働きがありますが、腸内細菌の種類によっては動脈硬化を進める物質ＴＭＡＯ（トリメチルアミン）を生成してしまう人がいるのです。

また、最近では乳酸菌サプリメントの功罪がいわれています。乳酸菌は体にいいとされますが、とりすぎると過剰な菌が腸から血液中へ漏れて、心臓の筋肉に達して心筋炎を起こしたり、ＳＩＢＯになったりするという研究発表もあります。

さらに、米国のジミー・カーター元大統領の命を救った抗がん剤のオプジーボの効果さえも、腸内細菌が左右しているといわれています。今もっとも注目されている善玉菌アッケルマンシア・ムチニフィラは、大腸内の粘膜層を厚くして、バリア機能を高めます。この腸内細菌がいる人はオプジーボの効きがいいのですが、いるかいないかは、個人差が大きいといわれています。

PART2

食べていい低FODMAPか避けたい高FODMAPを知る

４種類の糖質がおなかの中で異常に発酵する

過敏性腸症候群やＳＩＢＯの人に限らず、普段から腸が健康ではないと感じている人のおなかの不調を引き起こしているのは「吸収されにくい糖質」だと説明しました。「ＦＯＤＭＡＰ（フォドマップ）」と呼ばれる「発酵性のある吸収されにくい４種の糖質」が、腸内で異常に発酵して腸を傷めつけているのです。

過敏性腸症候群の人は、**「発酵性のある吸収されにくい４種の糖質」をとると、腸内が酸性に傾きすぎることによって、大腸の右側の動きが悪くなり、ガスがたまり、下痢や腹痛などの症状が悪化してしまいます。**

また、小腸の中で腸内細菌が爆発的に増殖しているＳＩＢＯになると、小腸内の細菌のエサになるのも「発酵性の糖質」なので、これが大量のガスを発生させるのです。

それなら、「発酵性の4種の糖質」をとらなければ、問題は発生しないのでは？

そのとおりです。自分の腸に合わない「発酵性の4種の糖質」を見きわめてとらないようにすれば不調はぐっと減ります。発酵性のある糖質とは、どんなものか、どんなものに含まれているかがわかれば、それらを遠ざけることができ、腸の不調と決別できるというわけです。

敵となる糖質・味方となる糖質を知れば、長年の腸との戦いに勝ったも同然。

糖質とは、ごはんやパン、麺類などに豊富に含まれる炭水化物から食物繊維を抜いたものです。糖質にはいろいろな種類がありますが、おなかに悪さをする糖質の総称が「FODMAP」です。FODMAPは「オリゴ糖類（O）」「二糖類（D）」「単糖類（M）」「ポリオール類（糖アルコール）（P）」の4種類の頭文字を並べて、頭に「発酵性（Fermentable）」のFをつけ、「And」でつないだものです。

では、すべてのオリゴ糖が、すべての二糖類がおなかに悪さをするFODMAPかというと、そうではありません。そのなかの1つか2つが敵となります。そして、比較的吸収できる人から、なかにはまったく吸収できない人もいるほどで、かなり個人差があるのです。

オリゴ糖（O）のなかで、おなかに悪さをするのは、ガラクトオリゴ糖とフルクタンの2つです。ガラクトオリゴ糖は豆類やごぼうに、フルクタンは小麦や玉ねぎに含まれています。**ガラクトオリゴ糖とフルクタンは、そもそも誰もが消化できません。オリゴ糖を分解する酵素を持っていない**からです。

二糖類（D）のなかで、おなかに悪さをするのは、乳糖（ラクトース）だけ。乳糖は、牛乳やヨーグルトなどの高乳糖食に含まれています。**日本人の7割以上が、**離乳後どんどん乳糖を分解する酵素・ラクターゼが少なくなるため、**牛乳やヨーグルトを消化・吸収しにくくなる「乳糖不耐症」なのです。**

単糖類（M）のなかで、おなかに悪さをするのは、果糖（フルクトース）だけ。果糖は果物やはちみつに含まれています。**吸収がとても遅く、もともと果糖に対する消化酵素を持っていない「果糖不耐症」の人もいます。**

ポリオール類（P）は、糖アルコールといわれるソルビトールやマンニトール、キシリトールが代表的で、果物やきのこ類などに含まれています。**ポリオールは分子量が大きく、人の消化酵素では消化されにくい**のです。

■ひと目でわかるFODMAP《フォドマップ》

F Fermentable 発酵性の

O Oligosaccharides オリゴ糖

●ガラクトオリゴ糖　●フルクタン

〈多く含む食品〉

ガラクトオリゴ糖（ガラクトースの重合体）:
　豆類（大豆、ひよこ豆など）、とうもろこし、納豆、豆乳、カシューナッツなど
フルクタン（フルクトースの重合体）:
　小麦（パン、うどん、パスタなど）、玉ねぎ、にんにく、にら、柿、桃など

D Disaccharides 二糖類

●乳糖（ラクトース）

〈多く含む食品〉

牛乳、ヨーグルト、クリームチーズ、ブルーチーズ、アイスクリームなど

M Monosaccharides 単糖類

●果糖（フルクトース）

〈多く含む食品〉

りんご、すいか、なし、アスパラガス、はちみつなど

And

P Polyols ポリオール（糖アルコール）

●ソルビトール、マンニトール、キシリトールなど

〈多く含む食品〉

ソルビトール:とうもろこし、りんご、なし、さくらんぼ、プラム、桃など
マンニトール:カリフラワー、さやえんどう、マッシュルーム、しいたけ、
　　　　　　さつまいも、すいかなど

パンを食べるのをやめよう

ごはん派かパン派か、朝食を二分する主食ですが、高齢になるほどパン派が増えるというデータもあるようです。このパンの原料は小麦。この小麦に含まれているのが、発酵性オリゴ糖のフルクタンです。

このフルクタンは、私たちの誰も消化・吸収できません。消化酵素を持っていないからです。

オリゴ糖は、腸が健康な人にとっては、小腸で吸収されないため大腸まで届き、大腸にすむ善玉菌のエサとなり腸内環境を整えてくれるので、トクホのサプリメントや甘味料などが発売されています。ただし、おなかの調子がよくない人の腸内細菌はオリゴ糖を過剰かつ急速に発酵させてしまうため、逆効果となることがわかってきました。

フルクタンをなるべくとらないようにするには、まず小麦製品を避けること

です。パンだけでなく、うどんやパスタ、ピザ、お好み焼きなどもそうです。

主食はごはんにするのがいいでしょう。お米は低FODMAP食品です。水素ガスをもっとも発生しない食品です。胃腸の弱い民族である日本人は、お米を主食にすることでおなかの調子を保ってきたのです。最近では、米粉パンや米粉パスタなどもありますから、白米や玄米、おもちなどと組み合わせて取り入れるといいでしょう。麺類ならおそばがおすすめです。つなぎに小麦が入っていることが多いので、必ず原材料を確認して、できるだけ「十割」のそばにしましょう。

また、血液サラサラ効果があることから、動脈硬化や高血圧の予防が期待できる玉ねぎもフルクタンが多い食品です。高FODMAP食品でも少量なら問題ないものもありますが、**玉ねぎとにんにくは例外。含有量が少量でも、すべて避ける必要があります。**

一見玉ねぎが入っているのかどうかがわかりづらいソースやドレッシングもありますし、「オニオンパウダー」として入っている場合もあるので、パッケージの原材料表記もチェックしましょう。

豆を食べるのをやめよう

良質なタンパク質とビタミン、ミネラルを含んでいる豆類は、**おなかの調子がいい人にとっては健康食材です。**しかしフルクタン同様、私たちは豆類に豊富に含まれているＦＯＤＭＡＰのガラクトオリゴ糖を分解・吸収できません。したがって、おなかの調子が悪い人にとっては、下痢やガスを引き起こすので、欧米では豆は「にぎやかな野菜」と呼ばれています。**ガラクトオリゴ糖を多く含むのが、大豆やひよこ豆、あずきなどの豆類とごぼう、などです。**

毎日食べる人も多い納豆は、大豆が原料なうえ発酵食品なので大腸の中でも過剰な発酵を進めてしまいますから、合わない人は避けるべき食品です。ただし大豆が原料でも、製造過程でガラクトオリゴ糖が抜けてしまう木綿豆腐は安心して食べられます。反対に、絹ごし豆腐はガラクトオリゴ糖がたくさん含まれているので、注意しましょう。

ヨーグルトを食べるのをやめよう

カルシウムの補給源となる牛乳、腸内の善玉菌を増やすヨーグルトは体全体の健康を後押ししてくれる食品です。ところが、乳製品をとるとおなかがゴロゴロしたり、下痢をしたりするという人が多くいます。これは乳製品に含まれている乳糖（ラクトース）を分解する酵素・ラクターゼを、うまく働かせることができない「乳糖不耐症」だからです。

乳糖は分解されないと小腸の中に水を引き込むので、すぐに腹痛や下痢の症状があらわれます。ヨーグルトには、さまざまな乳酸菌を加えたものが売られていますが、**腸が弱い人や乳糖不耐症の人は消化ができず、調子をくずしてしまいます。**食べる量を減らすか、一度食べるのをやめておなかの調子をみてみましょう。同じ乳製品のチーズは、避けるべきものと安全なものがあります（86ページ参照）。

りんごを食べるのをやめよう

「1日1個のりんごで医者いらず」と、イギリスで古くから伝わることわざがあるほど、りんごは健康にいいといわれています。ですが、**果物の多くには、おなかの不調の原因となる果糖（フルクトース）が含まれています。**

りんごは、果物のなかでも代表的な高FODMAP食品です。果糖が多いだけでなく、消化・吸収の悪いポリオール（糖アルコール）も多く含まれているからです。

白桃も同様に、果糖とポリオールが多く含まれています。さらに、すいかは果糖とポリオール、さらにフルクタンも含まれている高FODMAP食品です。

果糖は、果物や食品の中のブドウ糖（グルコース）とのバランスが大切で、ブドウ糖が果糖より多ければうまく吸収されて不調を起こしません。果糖が多い果物を食べるときは、ブドウ糖を含む砂糖をかけて食べるといいのです。

きのこを食べるのをやめよう

免疫力を上げる、食物繊維がたっぷりなど、健康効果が高く低カロリーなきのこ類。1回に食べる量がそれほど多くないので、きのこが不調の原因とは気づきにくいかもしれません。

前ページの白桃やすいかのところにも出てきた、**消化・吸収の悪いポリオールはきのこ類にも多く含まれています。**ほかにも、シュガーフリーのガムやキャンディなどに人工甘味料として使われていて、パッケージには「食べすぎるとおなかがゆるくなることがあります」と書かれています。

ポリオールは、分子量の大きさや性質から、小腸での吸収が悪く、さらに大腸で腸内細菌のエサとなって発酵を促進させてしまいます。

ポリオールはさやえんどうやカリフラワーなどの野菜にも含まれています。ポリオールで不調を呼び起こしてしまう人は、これらも避けましょう。

ＦＯＤＭＡＰを多く含んだ食品を控えるのが低ＦＯＤＭＡＰ食

なぜ発酵性の糖質ＦＯＤＭＡＰによって、おなかに不調を起こす人が多くなったのかというと、食事の欧米化で腸内細菌が変化してきたからではないかとＦＯＤＭＡＰとおなかの関係性を発見したオーストラリア・モナッシュ大学のピーター・ギブソン教授は言っています。

縄文時代、日本人は栗やどんぐりをよく食べていたことが遺跡からわかっていますが、栗は発酵性の糖質が少ない低ＦＯＤＭＡＰ食品です。本来はこうした**低ＦＯＤＭＡＰ食品を中心とした食事をしていて、それに合った腸内細菌を持っていたと思われます。**

それが戦後、今まで食べていなかったパンなどの小麦製品や、牛乳を代表する乳製品をとるようになりました。これは前述したようにどちらも発酵性の糖質が多い高ＦＯＤＭＡＰ食品です。潰瘍性大腸炎やクローン病などの患者さんが右肩上がりで増えている要因は、小麦をはじめとする高ＦＯＤＭＡＰ食品の摂取量が増えてきたことと関連があるのではないかと私も考えています。

こうした食生活が日本に定着してから、まだたったの50年ほど。人の体は、急に新しい食物を消化したり吸収したりできるようにはなっていないのかもしれません。

では、高ＦＯＤＭＡＰ食品を具体的に見ていきましょう。

同じ穀類でも、パンは高ＦＯＤＭＡＰ食品で控えなければいけない食品ですが、お米は低ＦＯＤＭＡＰ食品なので、問題なく食べられます。同じように、野菜にも果物にも高ＦＯＤＭＡＰ食品と低ＦＯＤＭＡＰ食品があります。

また、タンパク質が豊富な食品でいえば絹ごし豆腐など一部ＮＧ食品はあるものの、肉や魚はまったく問題ありません。

低ＦＯＤＭＡＰ食とは、このようなＦＯＤＭＡＰを多く含んだ食品を控える食事法です。ここまで読んで、「食べるものがないじゃないか」と心配された方は、いろいろなものが食べられますから、どうぞご安心ください。

おなかに悪さをするＦＯＤＭＡＰ量はどのくらい？

おなかの張りや下痢などの不快な症状を引き起こす原因となる高ＦＯＤＭＡＰ食品ですが、実はＦＯＤＭＡＰの量が少ないか、多いかに規則性はありません。

低ＦＯＤＭＡＰ食を成功させるポイントは、１日に摂取するＦＯＤＭＡＰの総量を３グラム以下に抑えることです。

ということは、高ＦＯＤＭＡＰ食でもこの分量なら食べられるという目安が自分でわかっていれば、大好物を完全にあきらめずにすむかもしれません。

また逆にいえば、低ＦＯＤＭＡＰ食材でも、たくさん食べてしまってＦＯＤＭＡＰの総量が３グラムを超えてしまえば症状が出てしまいます。**１食でＦＯＤＭＡＰをたくさんとってしまった場合は、ほかの食事のときにＦＯＤＭＡＰの量を減らすように（朝に食べすぎた場合は、昼食で減らすなど）しましょう。**

例をあげてみましょう。

バナナは低FODMAP食材です。とはいえ、110グラム以上の大きなものだとフルクタンが許容量を超えてしまいます。中くらいのもの1本なら問題ありません。

また、りんごは高FODMAP食材ですが、20グラム（約1／10個）程度なら食べてもいいでしょう。グレープフルーツは、1個（正味210グラム）ではフルクタンがオーバーしますが、80グラムなら大丈夫です。

この数字は、オーストラリアのモナッシュ大学が実験室で食品をひとつひとつすりつぶしてデータをとっています。

巻末の「ひと目でわかる高FODMAPor低FODMAP食品リスト」に、FODMAPが入っている食品でも、食べても症状が出ない量を入れていますから、毎日の食事の参考にしてください。

ただ、**食べられる量は個人差が大きいので**、あまり数字にとらわれすぎず、**自分の腸の声に耳を傾けて、どの程度なら食べられるのか、体感してみることが大事です。一人一人の腸でFODMAPの耐性は異なります。**

低FODMAPか高FODMAPか知る方法は？

グルテンフリーは小麦のグルテンを避ける、糖質制限は炭水化物の糖質を控える、とシンプルな定義で理解しやすいのに比べ、低FODMAP食は発酵性の4種の糖質を避けるといっても、含まれる食品も、含まれているFODMAP量にも規則性がありません。最初はどれが食べられてどれが食べられないのか悩むと思いますが、気軽に取り組めるポイントをいくつかお教えします。

まず、**対象となるのは糖質です。肉も魚も卵も食べられます。**これらにはFODMAPはひとつも含まれていません。脂肪や油も同様です。**注意が必要なのは、豆類などの植物性タンパク質が豊富な食品です。**豆類にはオリゴ糖（ガラクトオリゴ糖）が豊富に含まれています。

問題は、野菜と果物です。ぶどう、いちごは食べられますが、りんご、桃、すいかはNG果物です。キャベツ、ブロッコリー、にんじん、ほうれん草などは食べられますが、玉ねぎ、アスパラガス、カリフラワーなどは避けたい野菜です。まずは、**自分が好きなもの、よく食べているものでNGのものを最初におぼえてしまいましょう。**そして、好きなものが高FODMAP食だったら、110ページで紹介する「低FODMAP食の始め方」を参考にして、どの程度だったら問題ないか、自分の腸の声に耳を傾けてください。

もし、おなかが不調になっても、一生食べられないというわけではありません。半年から1年ほどして腸内環境が整ってくれれば、少量なら食べられるようになることもあります。歳を重ねることで、体質が変化して食べても不調が起こらなくなるケースもあります。

何より、おなかの不調が解消されるというメリットを考えましょう。

次から、食品の分類ごとに、右ページに低FODMAP食品、左ページに高FODMAP食品というように並べて紹介していきます。買い物をするときや調理するときに使っていい食品がわかるうえ、高FODMAP食品を外したときに何を代わりにしたらよいか参考になるようになっています。手元において、迷ったら本書を開いてみてください。

主食は低FODMAP代表のお米にしよう

ごはん（米／精白米）

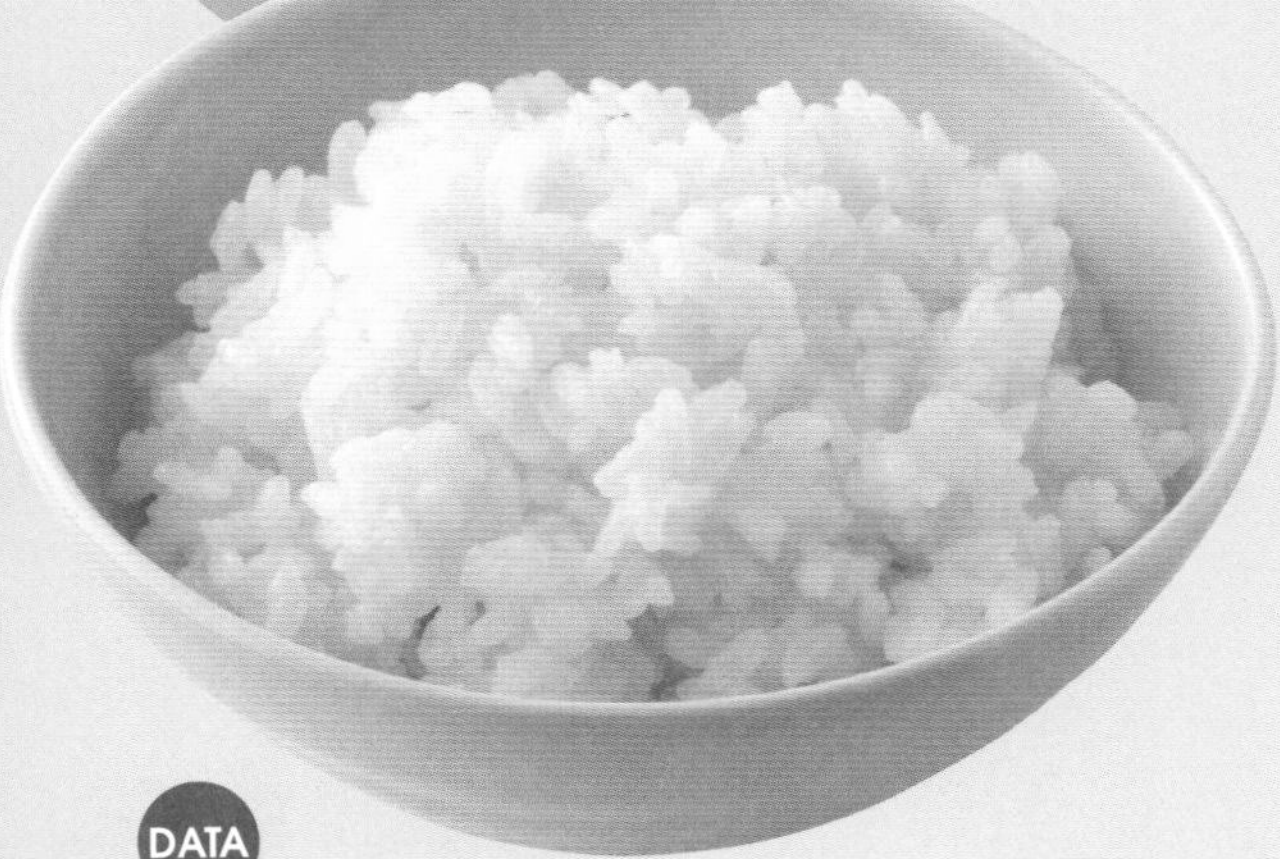

DATA

目安量（正味量）：茶碗1杯150g
エネルギー：252kcal
避けたいFODMAP：なし

オリゴ糖		乳糖（ラクトース）	果糖（フルクトース）	ポリオール
ガラクトオリゴ糖	フルクタン			

FODMAPメモ

ガスの発生がもっとも少なく腸の負担にならないお米は、主食に最適。米粉からつくられたビーフンやパン、麺類などもおすすめです。おそばやそば粉でできたものなども主食に取り入れて、バリエーションを増やしましょう。ただ冷えた米では、レジスタントスターチ（難消化性でんぷん）が生じ大腸で発酵するため、おなかの調子が悪い人は、米は温めて食べましょう。

＼これもOK!／

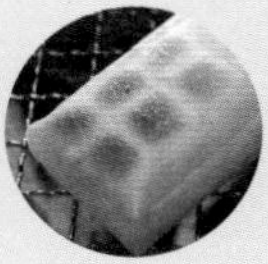

おもち

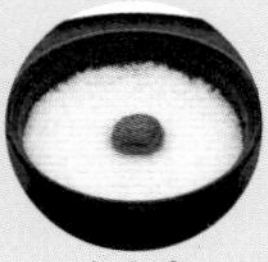

おかゆ

パン（小麦）
小麦は発酵性オリゴ糖いっぱいの危険食品

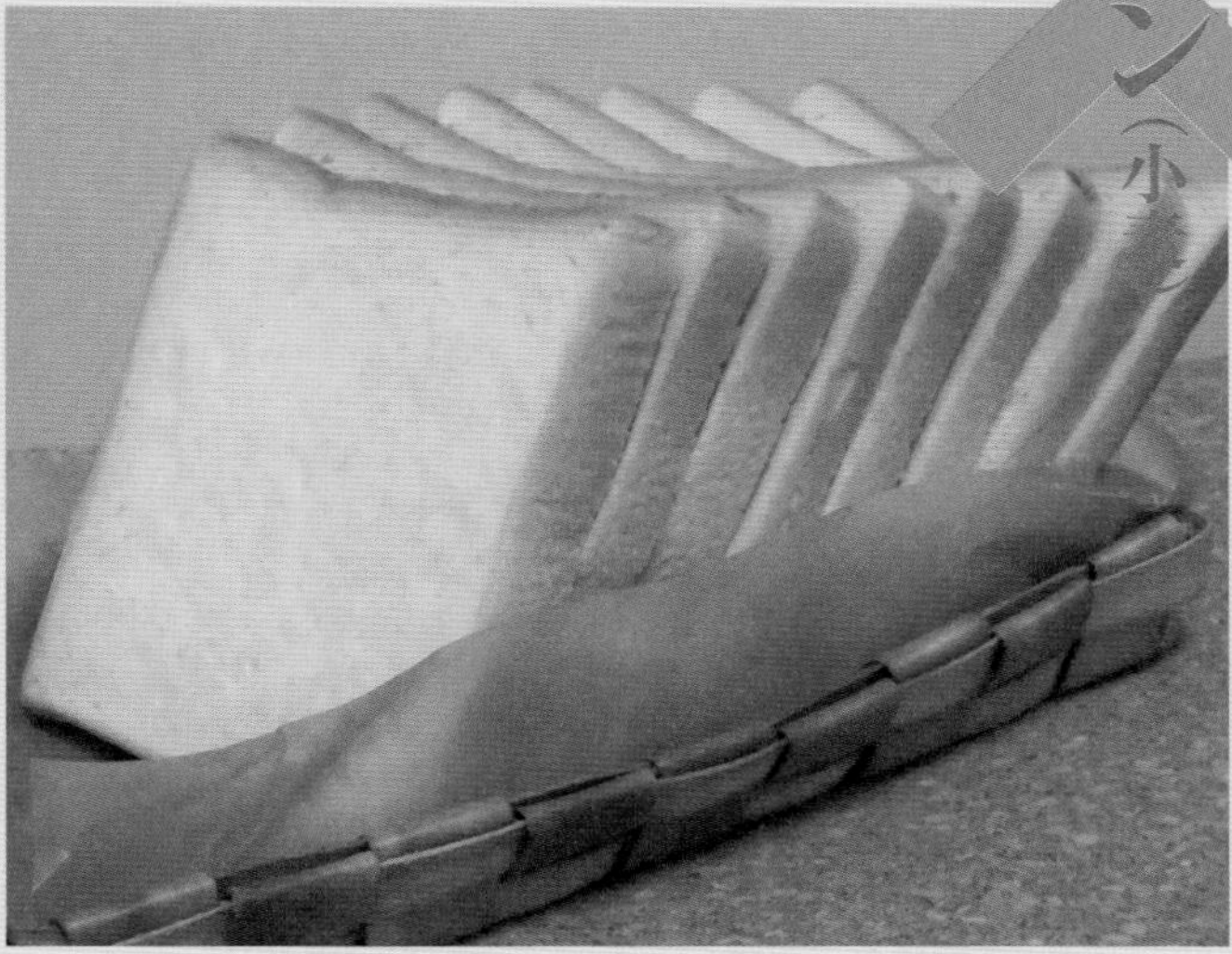

DATA

目安量（正味量）：8枚切り1枚45g
エネルギー：119kcal
避けたいFODMAP：フルクタン（30gで許容量を超える）

オリゴ糖		乳糖（ラクトース）	果糖（フルクトース）	ポリオール
ガラクトオリゴ糖	フルクタン			

FODMAPメモ

麦にフルクタンが多いので、小麦だけでなく大麦やライ麦にも注意が必要です。これらが入ったシリアルも、フルクタンが多い食品です。ほかにも、小麦製品のうどんやそうめん、ラーメン、スポンジケーキなどもNG。

＼これもNG!／

大麦パン

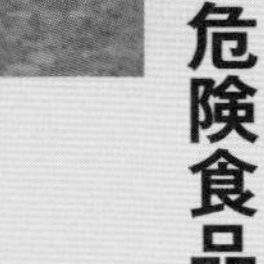
ライ麦パン

□玄米

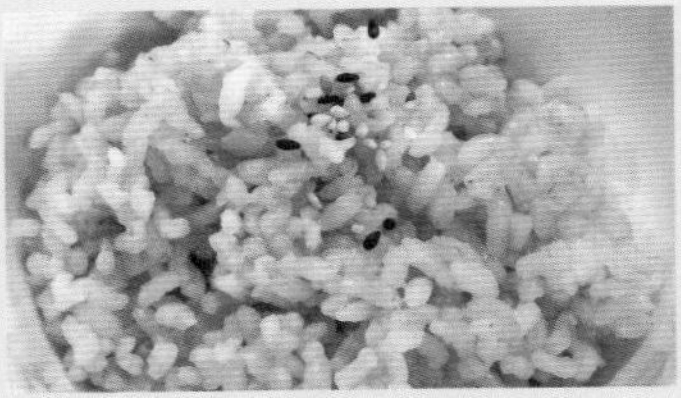

玄米は精白前のお米なので、低FODMAP。よく噛んで食べること

□そば

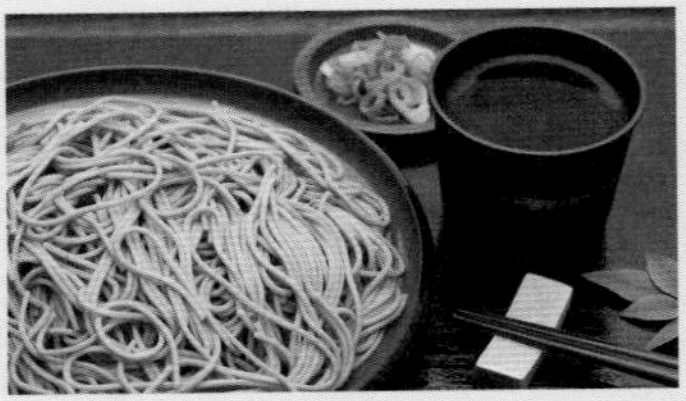

そば粉100%の十割そばのみ。小麦粉を含む二八そばなどは高FODMAP

□シリアル（米、オート麦）

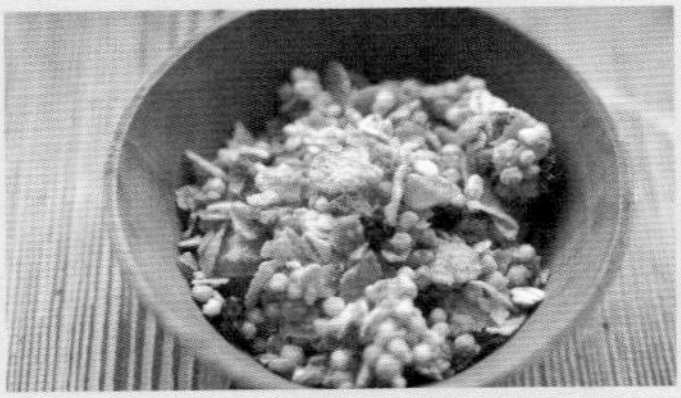

ドライフルーツなどを含まない、シンプルなものを選ぶこと

□ビーフン

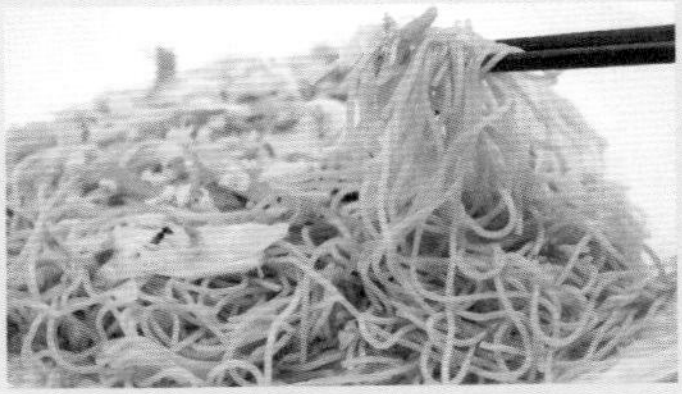

うるち米が原料のライスヌードル。ラーメンや焼きそばの代わりに

□フォー

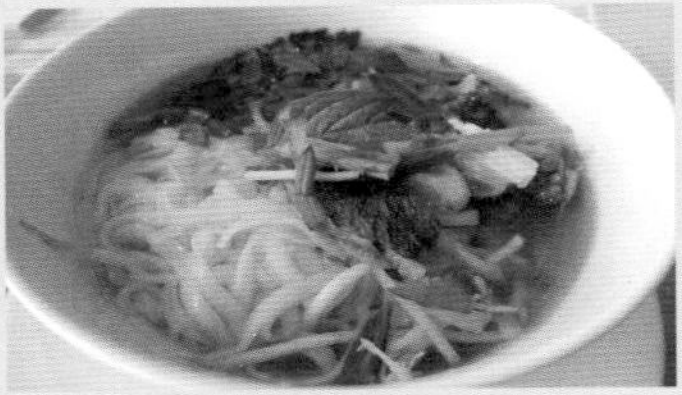

米粉が原料のベトナムのソウルフード。汁麺だけでなく焼きそばでも

□海藻麺

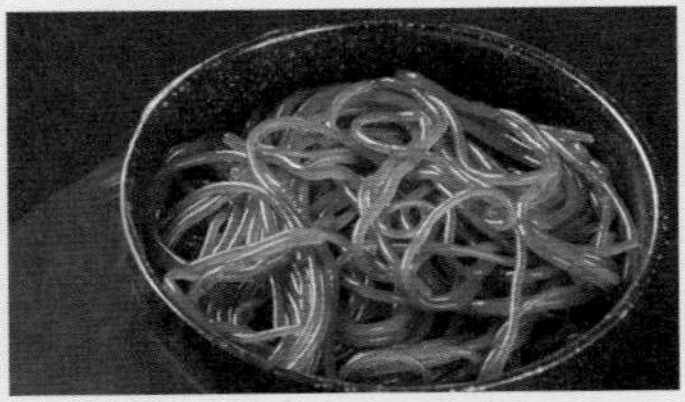

海藻の抽出物・アルギニン酸からつくられる。低カロリー

□キヌア（雑穀の一種）
□オート麦
□グルテンフリーの食品
□きび
□オートミール
□こんにゃく麺

□うどん(小麦)

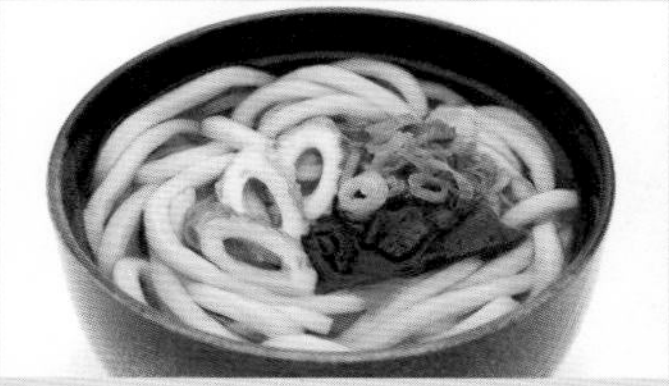

玄米うどんやグルテンフリーうどん、お米を使った麺はOK

□パスタ(小麦)

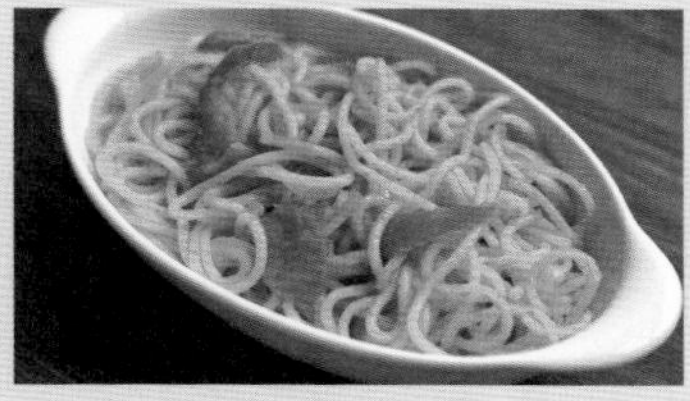

スパゲティをはじめ、マカロニ、ラビオリ、ラザニアなども注意

□ラーメン(小麦)

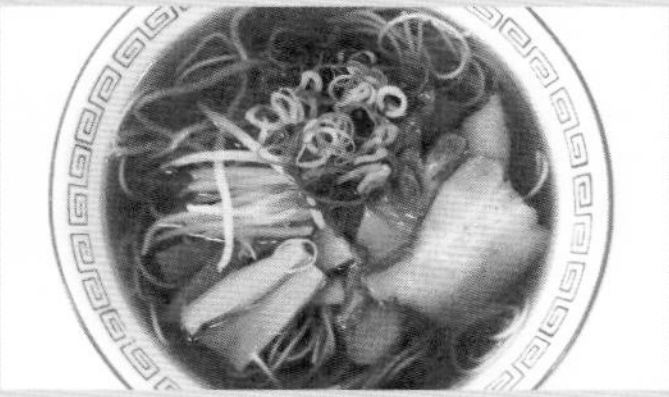

米粉ラーメンや玄米ラーメンはOK

□シリアル

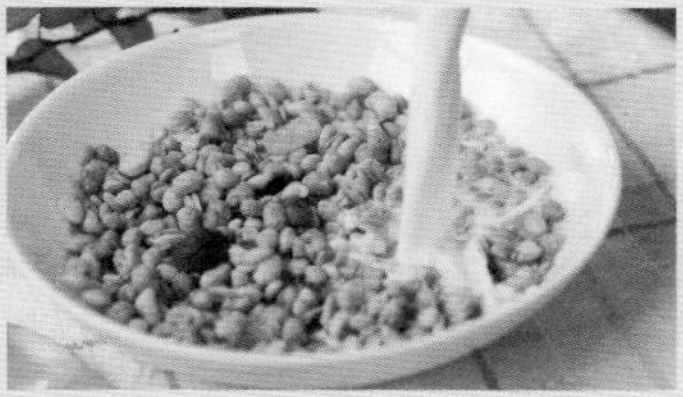

大麦、小麦、オリゴ糖、ドライフルーツ、はちみつを含むものはNG

□ピザ

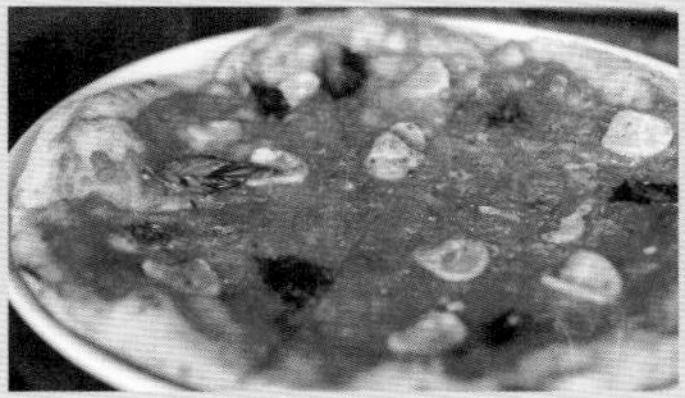

生地の部分が小麦製なうえ、ピザソース、軟らかめのチーズも高FODMAP

□お好み焼き

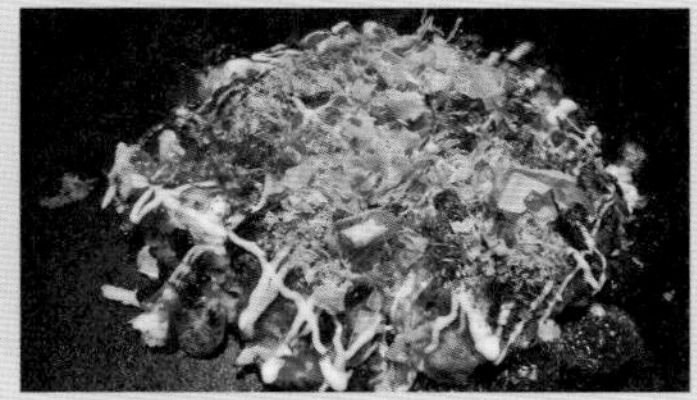

生地の部分が小麦を使っているのでNG

□大麦
□そうめん(小麦)

□ライ麦
□クスクス(小麦)

ブロッコリー

高FODMAPの茎は避けて食べよう

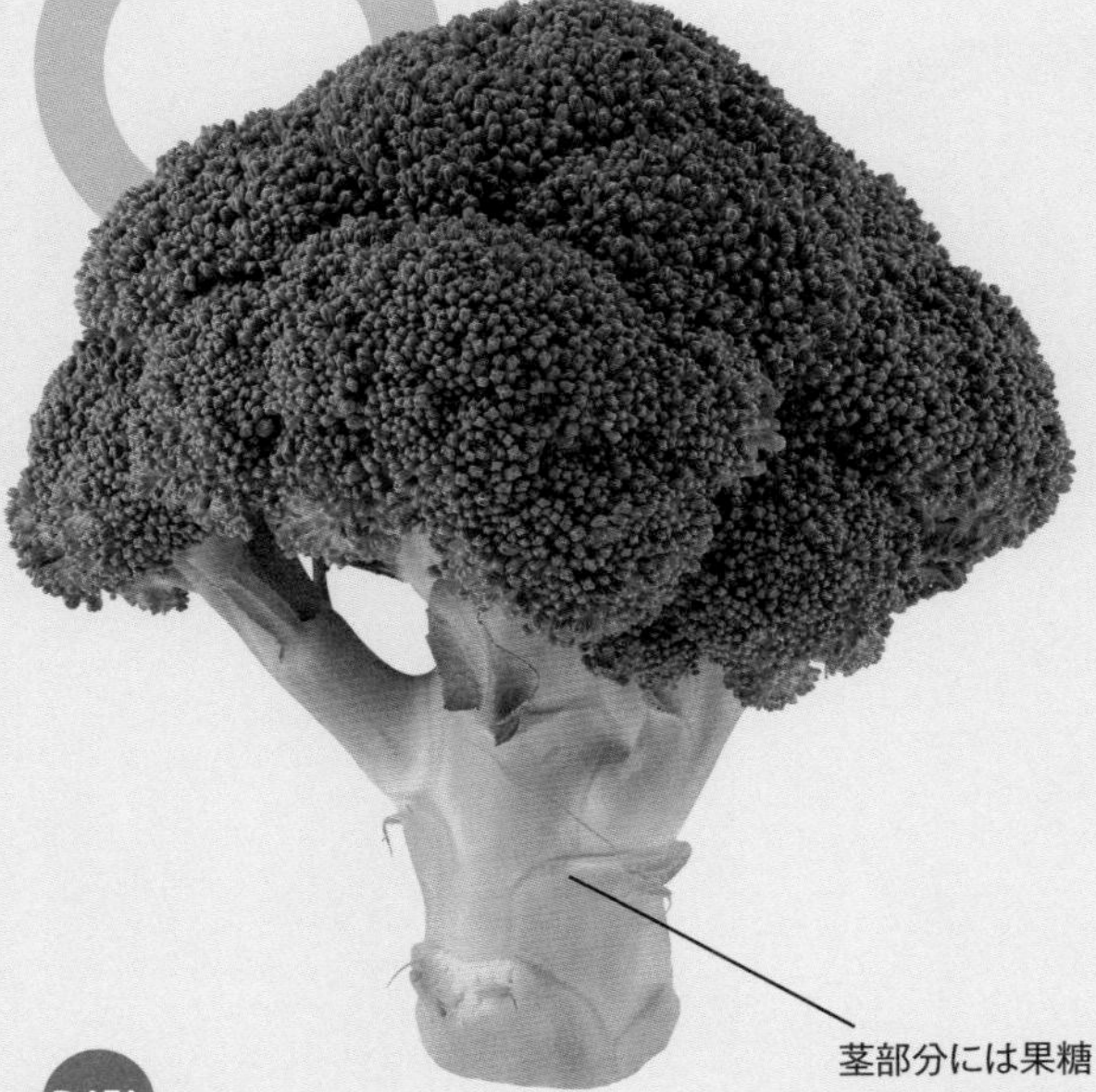

茎部分には果糖（フルクトース）が過剰に含まれている

DATA

目安量（正味量）： 1株250g（125g）
エネルギー：41kcal
避けたいFODMAP：フルクタン（270gで許容量を超える）

オリゴ糖		乳糖（ラクトース）	果糖（フルクトース）	ポリオール
ガラクトオリゴ糖	フルクタン			

FODMAPメモ

日常的によく食べる緑黄色野菜の多くは、低FODMAPです。ただし、ブロッコリーだけは注意が必要です。花部分（頭の部分）にはFODMAPは含まれていませんが、茎には過剰に果糖が含まれています。できるだけ花部分だけを食べましょう。

＼これはNG!／

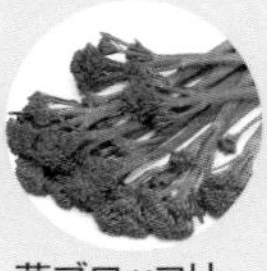

茎ブロッコリー

アスパラガス

豊富な食物繊維が腸の負担になる

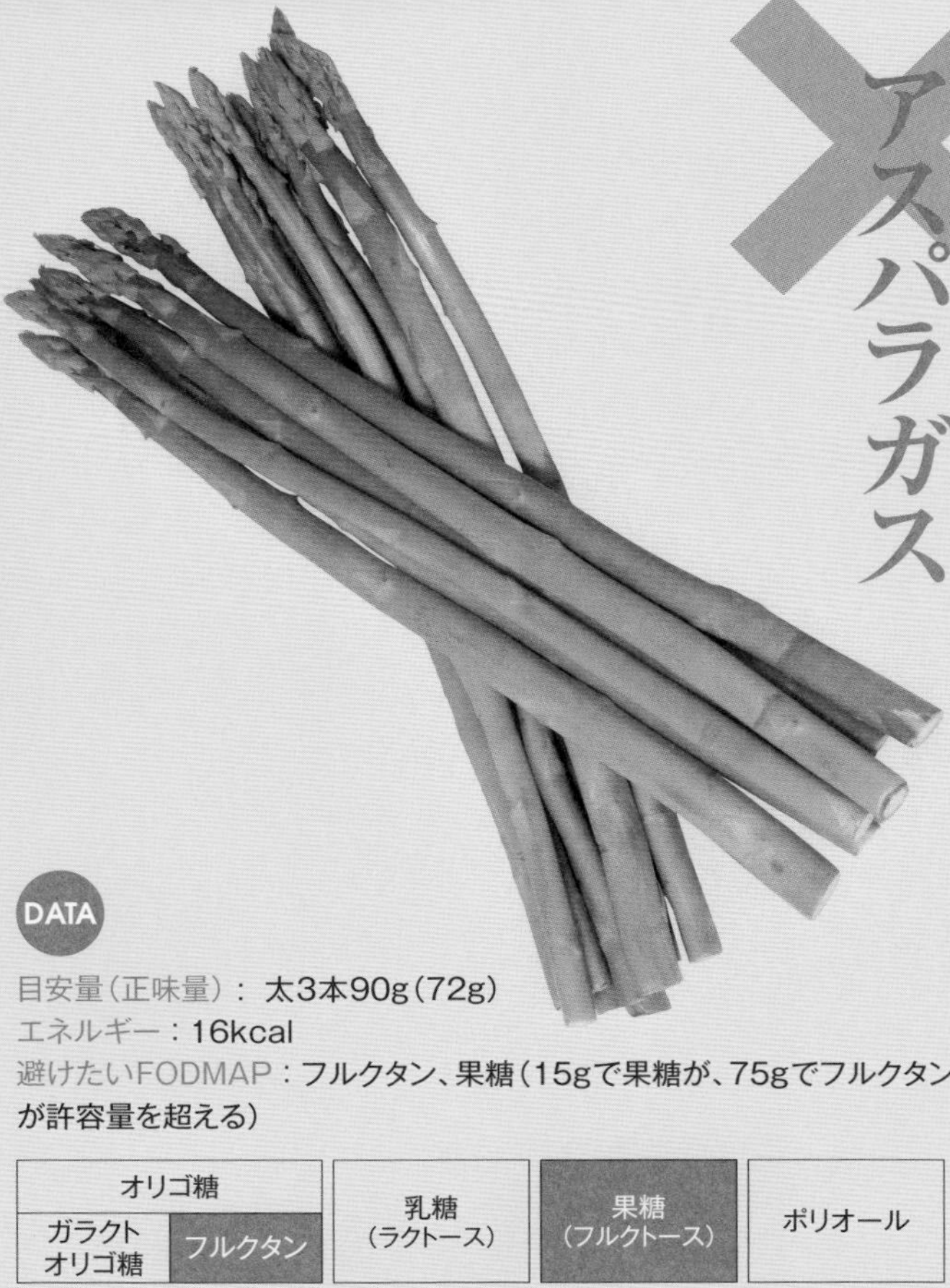

DATA

目安量（正味量）： 太3本90g（72g）
エネルギー：16kcal
避けたいFODMAP：フルクタン、果糖（15gで果糖が、75gでフルクタンが許容量を超える）

オリゴ糖		乳糖（ラクトース）	果糖（フルクトース）	ポリオール
ガラクトオリゴ糖	フルクタン			

FODMAPメモ

緑黄色野菜のなかで、気をつけたいのがアスパラガス。食物繊維が豊富で腸が健康な人にはおすすめの野菜ですが、おなかが弱い人は大腸で異常発酵します。また果糖が多く、たくさん食べるとフルクタンも許容量を超えます。

□にんじん

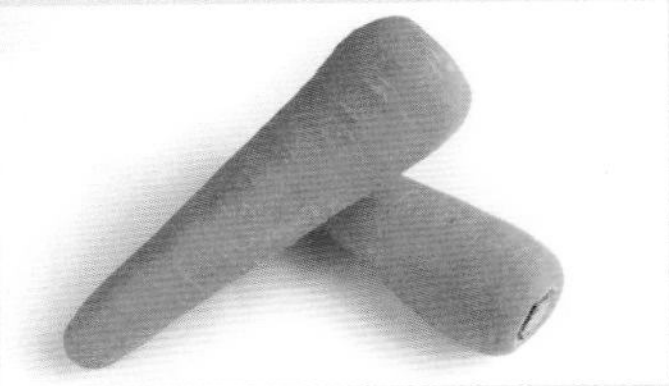

糖質自体は多めだが、FODMAPは含んでいないので安心

□トマト

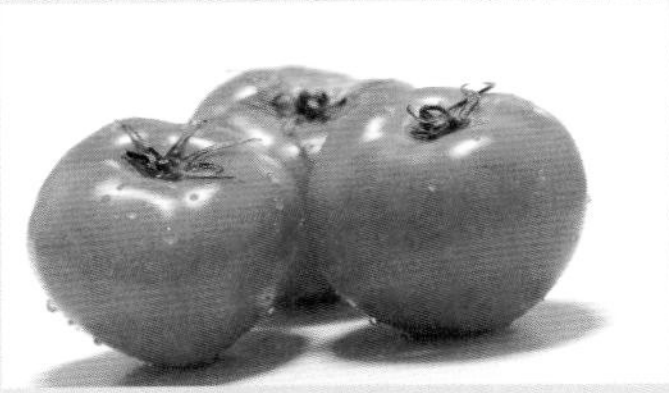

添加物の入っているケチャップはNGだが、トマト自体は低FODMAP

□かぼちゃ

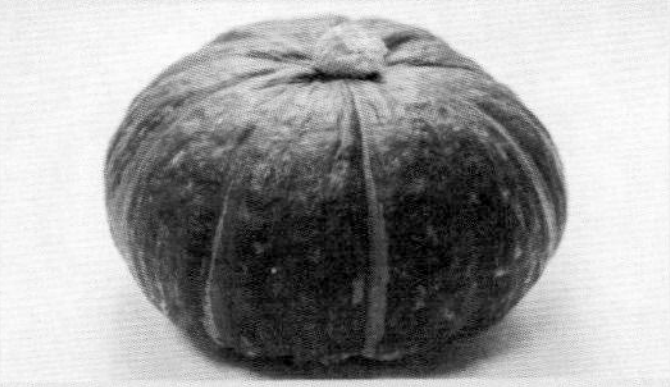

日本かぼちゃは問題ないが、バターナッツかぼちゃは60gでガラクトオリゴ糖とポリオールが許容量を超えるので注意

□ほうれん草

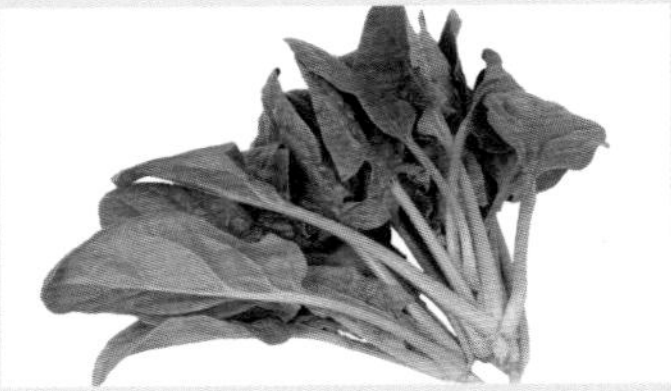

オリゴ糖、乳糖、果糖、ポリオールのどれも含まないので安心

□ピーマン

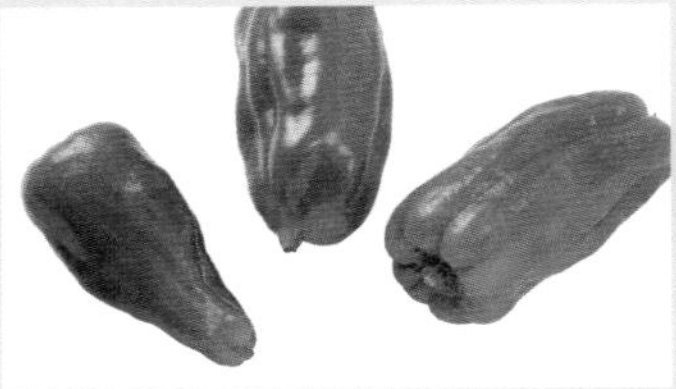

75gで、ポリオールが許容量を超えるので注意

□さやいんげん

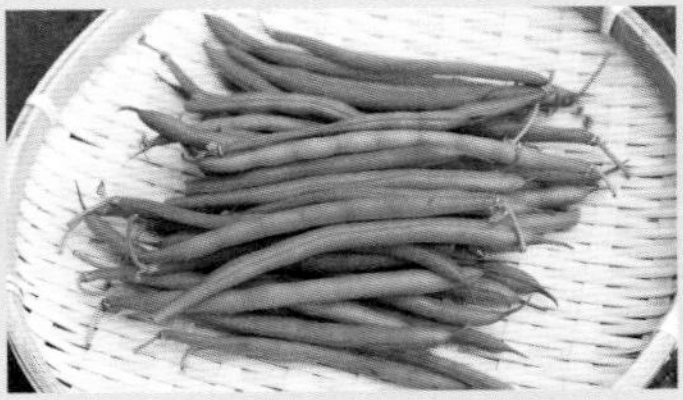

125gで、ポリオールが許容量を超えるので注意

□チンゲン菜
□モロヘイヤ

□オクラ

さやえんどう

豊富な食物繊維と豆のポリオールが敵になる

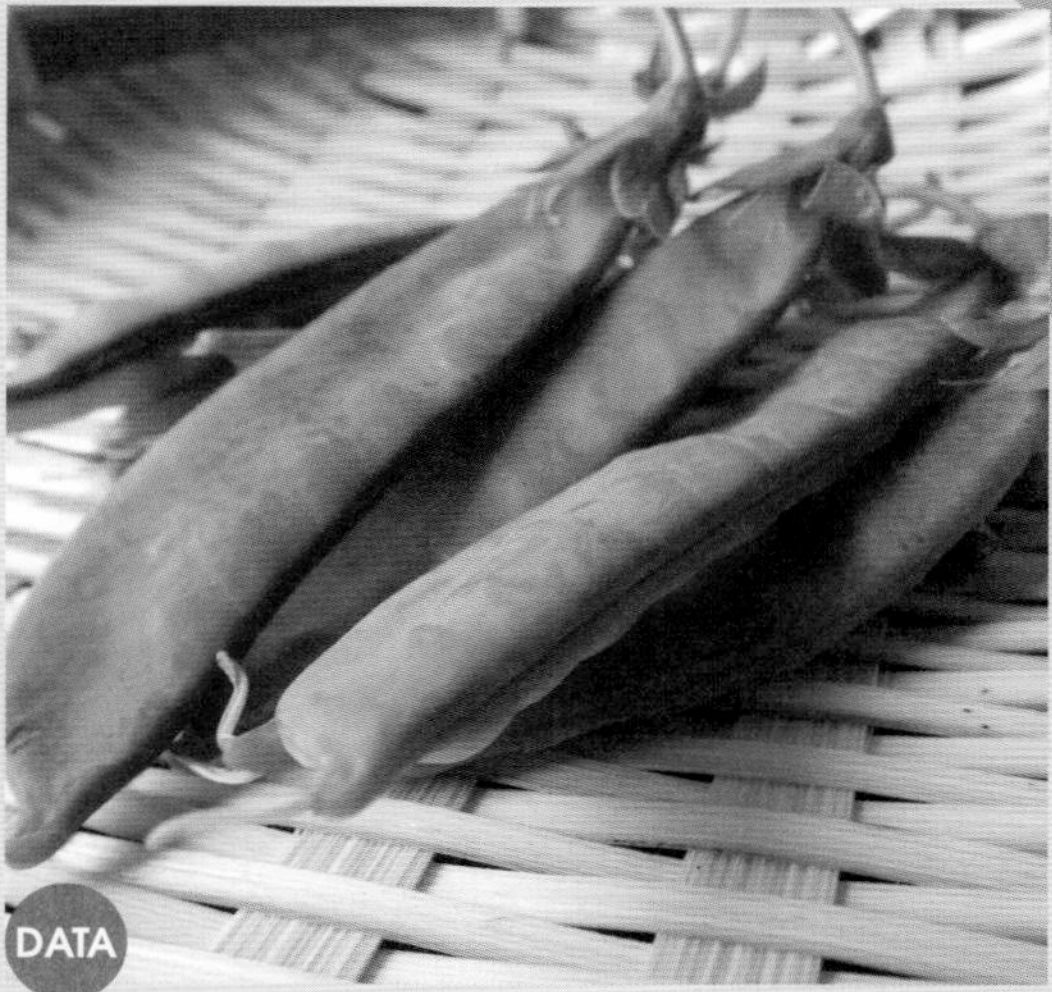

DATA

目安量（正味量）：10さや20g（18g）
エネルギー：6kcal
避けたいFODMAP：フルクタン、ポリオール、ガラクトオリゴ糖（25gでフルクタンとポリオールが、75gでガラクトオリゴ糖が許容量を超える）

FODMAPメモ

さやえんどう（きぬさや）もおなかが弱い人は避けたい高FODMAP緑黄色野菜。オリゴ糖のフルクタンとガラクトオリゴ糖が多く、ポリオールが過剰に含まれています。

オリゴ糖		乳糖（ラクトース）	果糖（フルクトース）	ポリオール
ガラクトオリゴ糖	フルクタン			

□にら

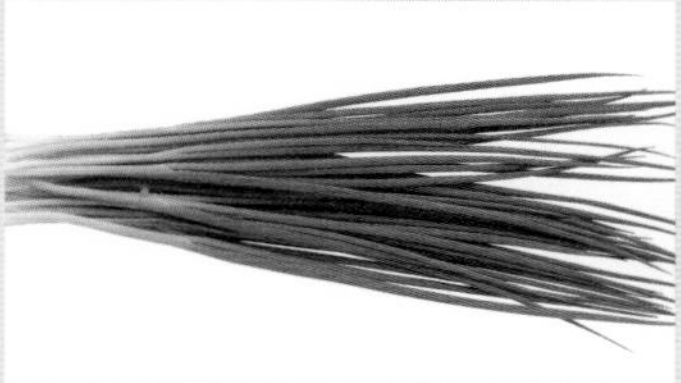

75gでポリオールが許容量を超える。半束なら食べてもOK

□スナップえんどう

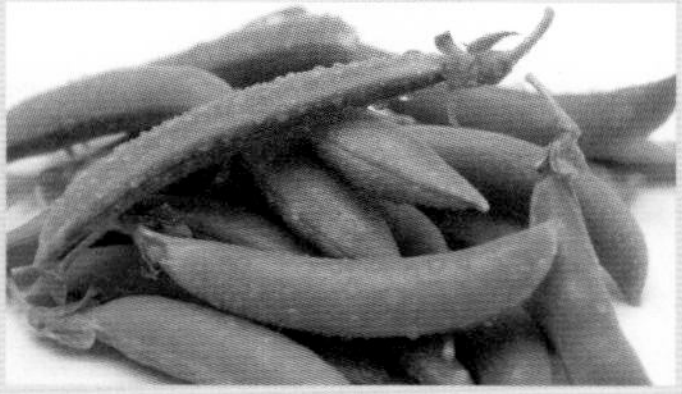

果糖が多く、20g以上は注意

キャベツ

低FODMAP野菜だが許容量には気をつけて

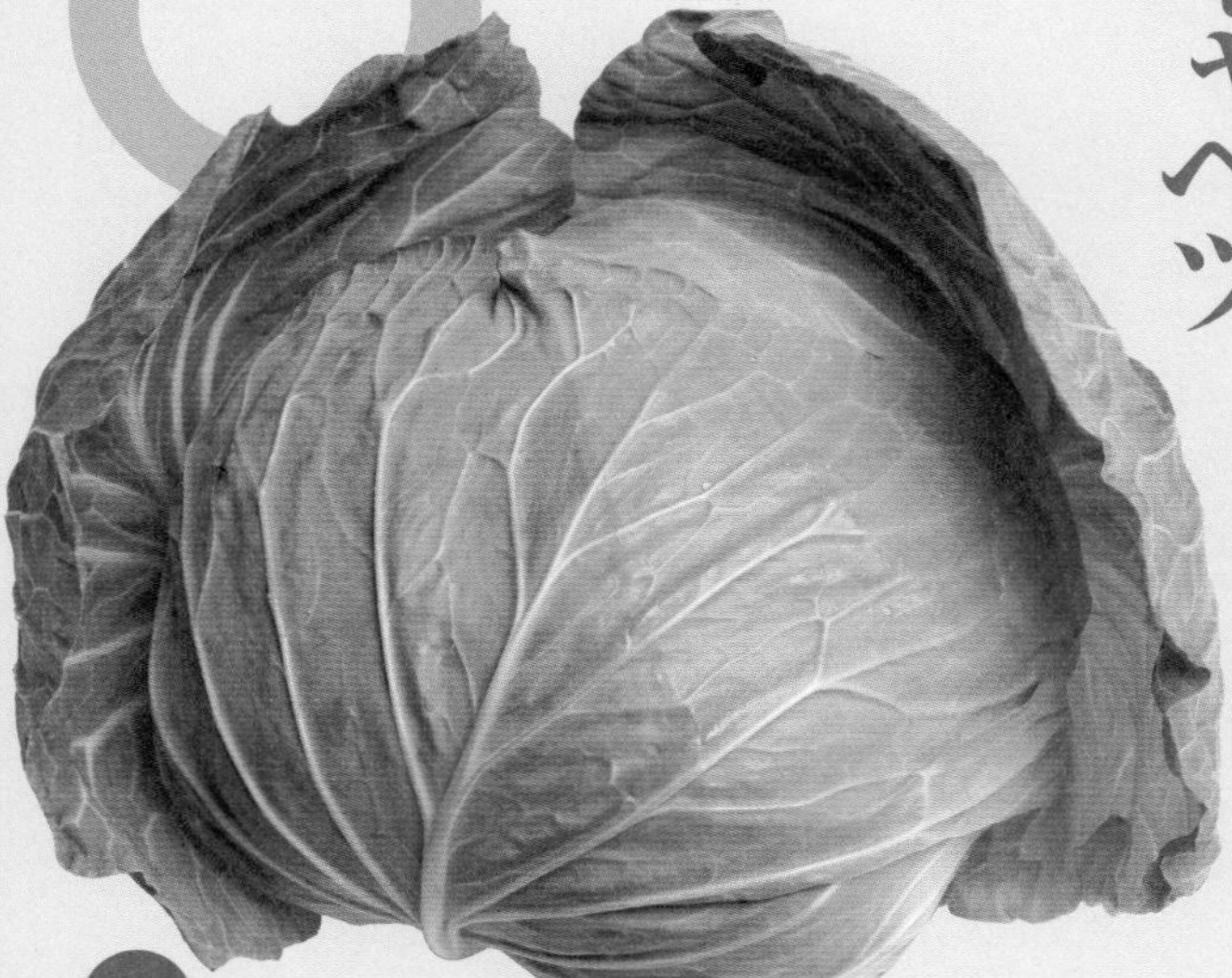

DATA

目安量（正味量）：小1枚50g
エネルギー：11.5kcal
避けたいFODMAP：ポリオール（100gで許容量を超える）

オリゴ糖		乳糖（ラクトース）	果糖（フルクトース）	ポリオール
ガラクトオリゴ糖	フルクタン			

FODMAPメモ

75gでは、オリゴ糖、乳糖、果糖、ポリオールのどれも含まないので安心して食べられます。ただし、100g以上になるとポリオールが過剰になるので注意が必要です（許容量が少ない）。芽キャベツも同様の安心食材。キャベツのなかでは、サボイキャベツ（ちりめんキャベツ）だけはオリゴ糖が多いので注意が必要です。

＼これもOK!／

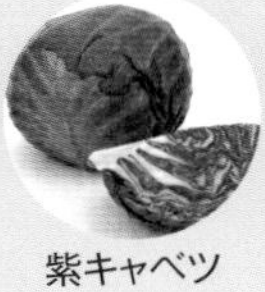
紫キャベツ

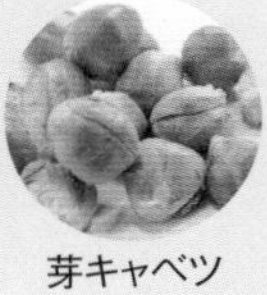
芽キャベツ

玉ねぎ

過敏性腸症候群の最大の引き金野菜

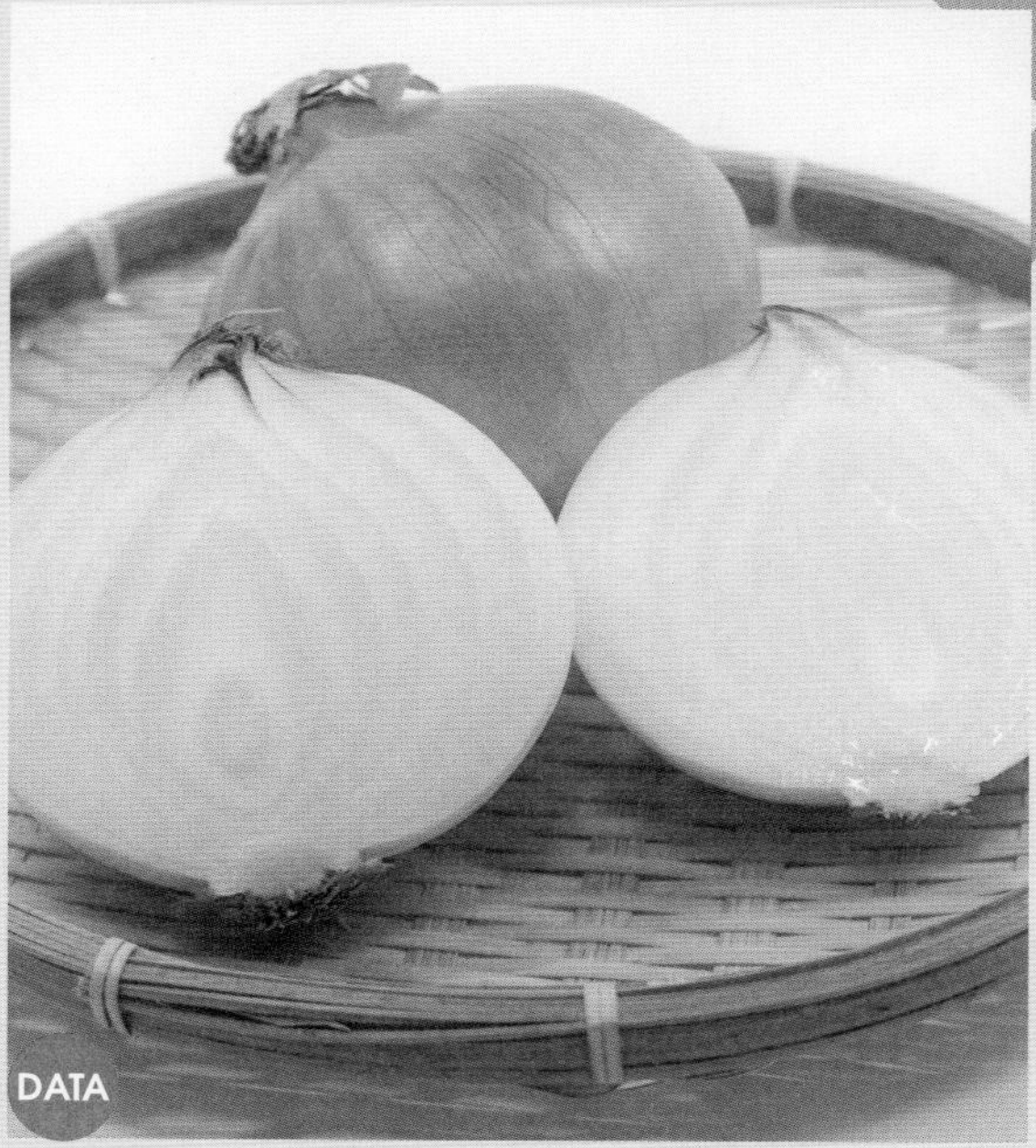

DATA

目安量（正味量）：1個200g（188g）
エネルギー：70kcal
避けたいFODMAP：フルクタン、ガラクトオリゴ糖（12gでフルクタンが、75gでガラクトオリゴ糖が許容量を超える）

オリゴ糖		乳糖（ラクトース）	果糖（フルクトース）	ポリオール
ガラクトオリゴ糖	フルクタン			

FODMAPメモ

普段よく食べる玉ねぎは、許容量を超えなくても、ほんの少量で影響が出やすい野菜です。ねぎ仲間の長ねぎ、エシャロット、ポロねぎ、さらに加工品もNGなので「オニオンパウダー」も避けましょう。

＼これもNG!／

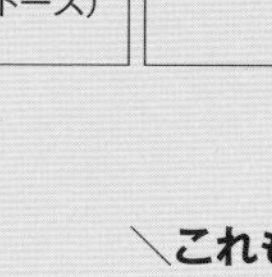

長ねぎ

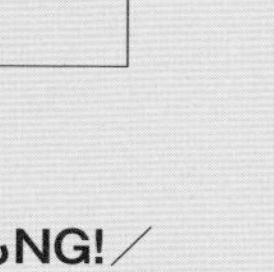

エシャロット

□白菜

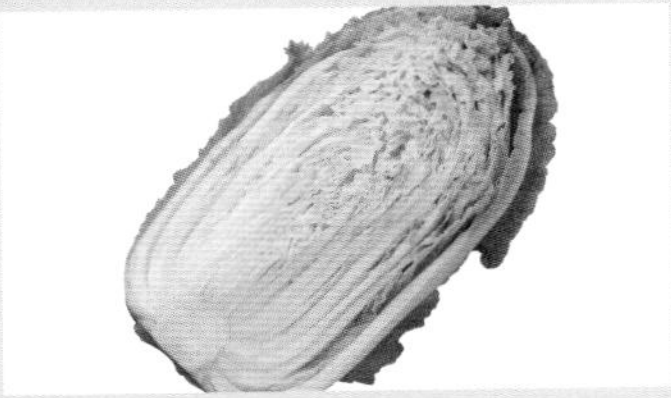

500g（5枚以上）でフルクタンが許容量を超える

□レタス

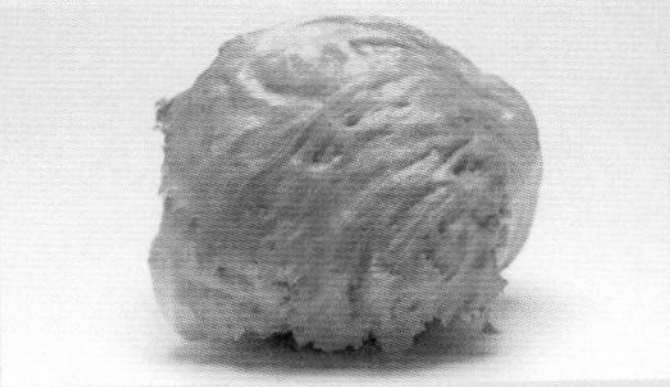

オリゴ糖、乳糖、果糖、ポリオールのどれも含まないので安心

□だいこん

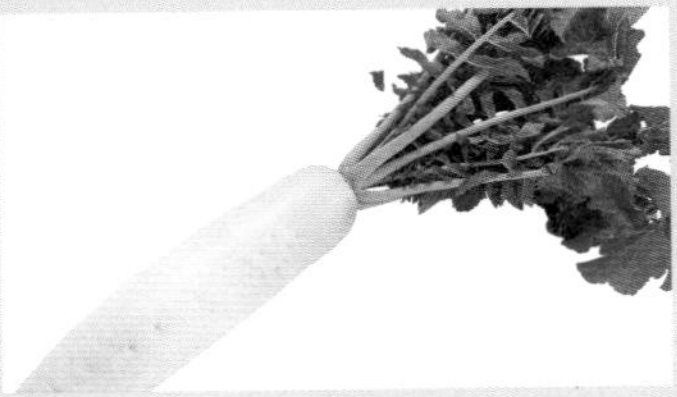

280g（中1/2本）でフルクタンが許容量を超える

□かぶ

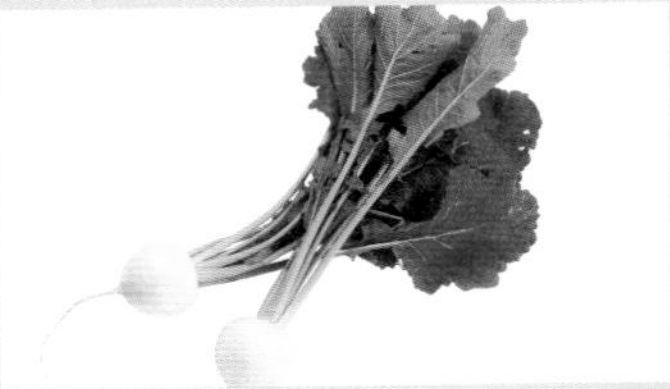

100g（2個以上）でフルクタンが許容量を超える

□きゅうり

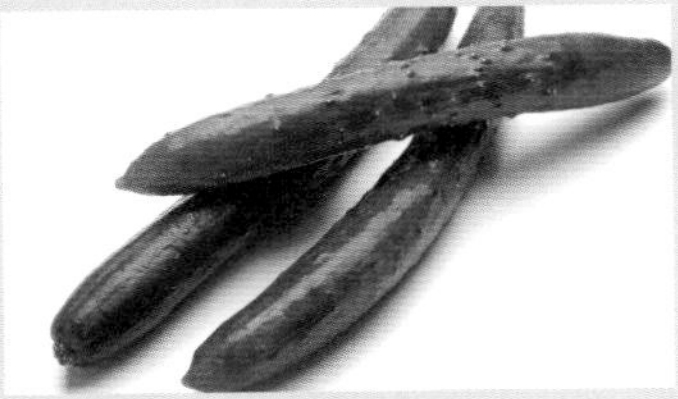

安心食材だが、体の冷えが気になる人は食べすぎに注意

□なす

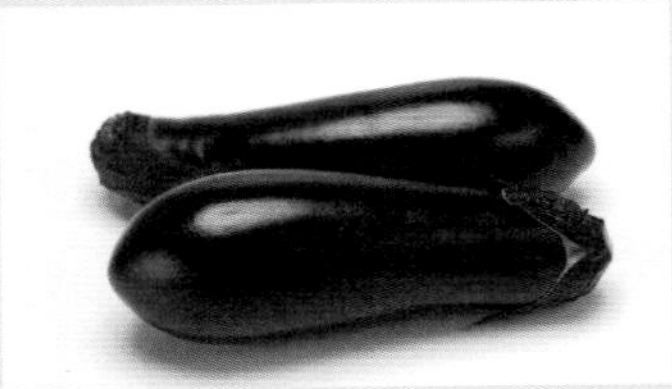

182g（約中3本）で、ポリオールが許容量を超える

□ズッキーニ
□えだまめ
□れんこん

□もやし
□たけのこ

□ゴーヤー

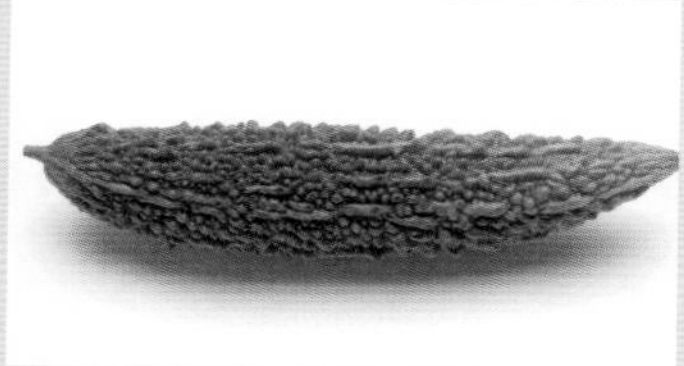

20gでガラクトオリゴ糖が許容量を超えるので注意

□長ねぎ

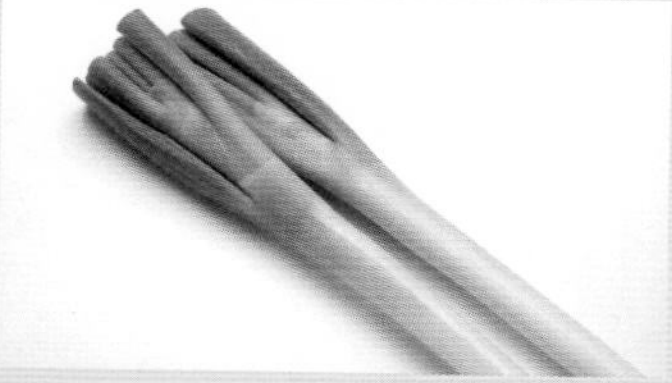

75gでフルクタンがNG量になるので、薬味程度に

□セロリ

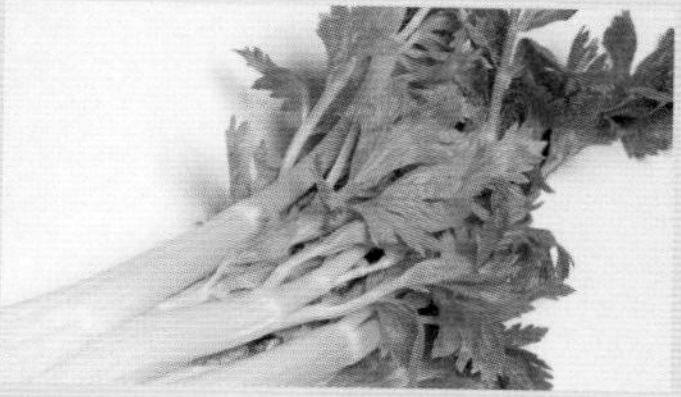

15gでポリオールが許容量を超えるので、できるだけ量を減らす

□カリフラワー

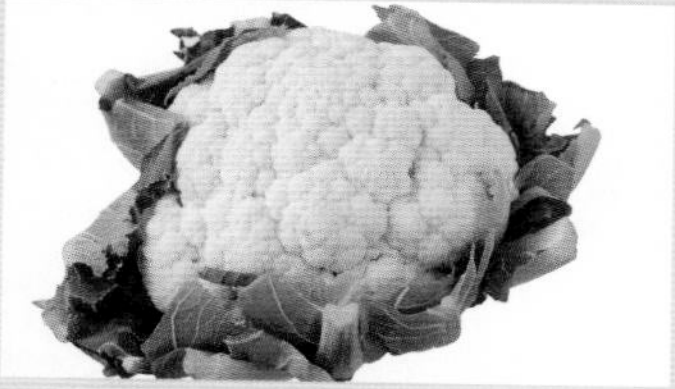

75gでポリオールがNG量に

□ごぼう

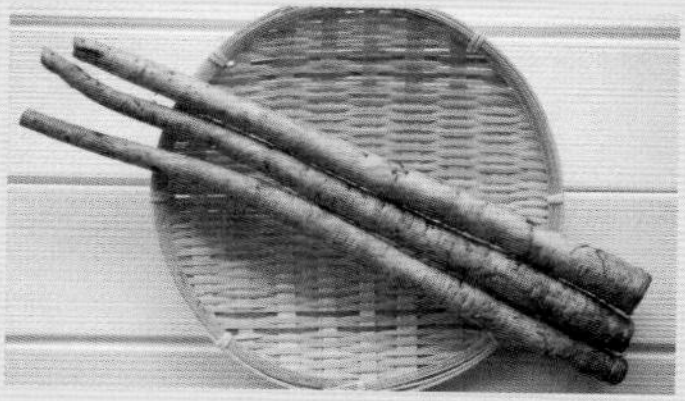

ごぼうにはガラクトオリゴ糖が多い

□とうもろこし

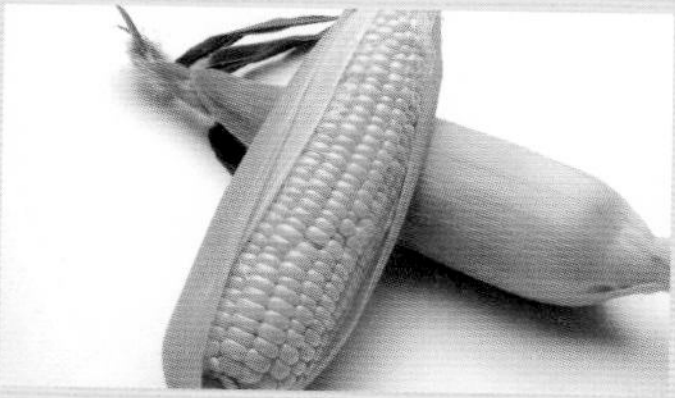

63gでポリオールが許容量を超えるので注意

□エシャロット
□サボイキャベツ（ちりめんキャベツ）
□アーティチョーク

じゃがいも

FODMAPを含まないので主食がわりにも

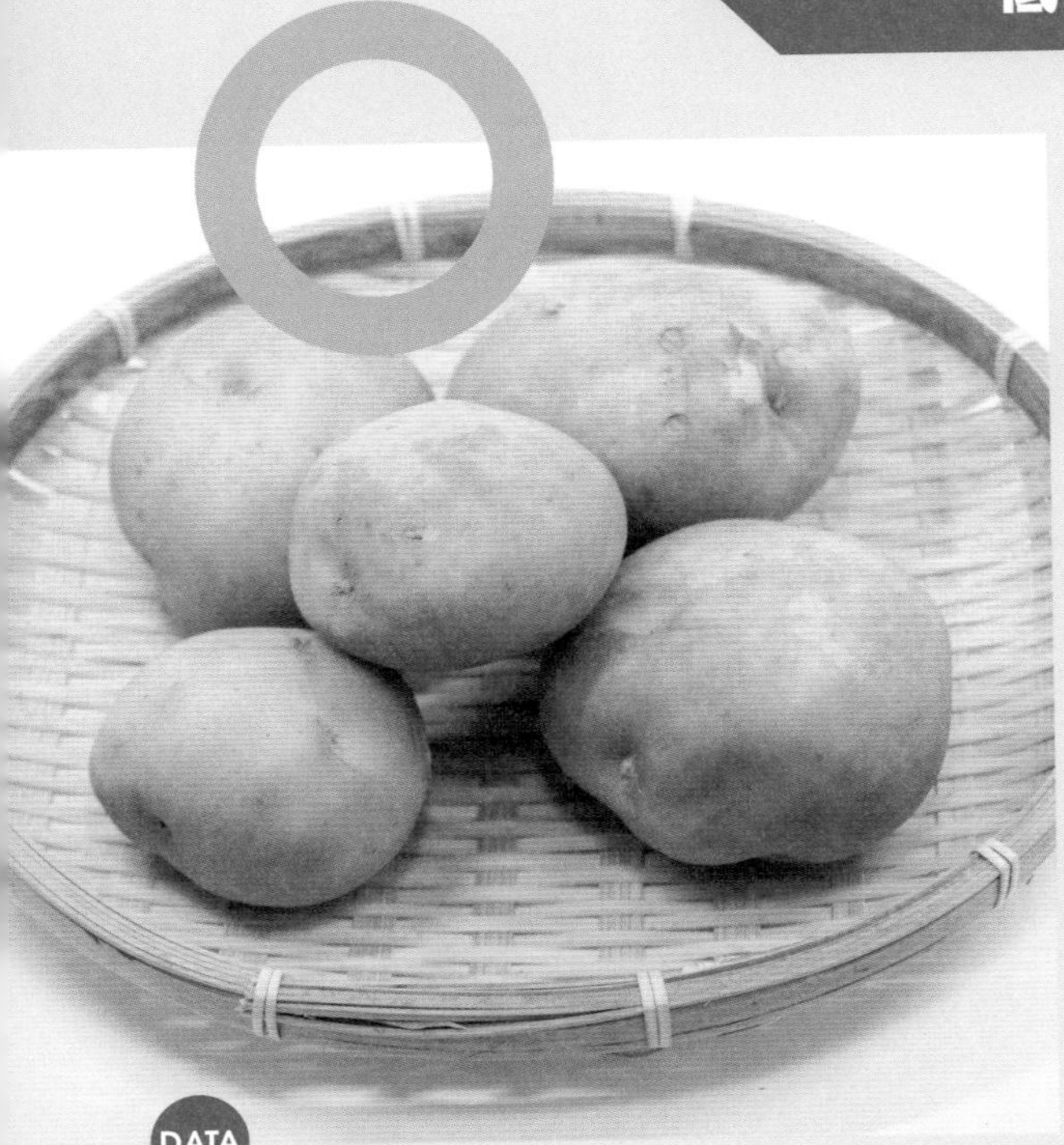

DATA

目安量（正味量）：1個150g（135g）
エネルギー：103kcal
避けたいFODMAP：なし

オリゴ糖		乳糖（ラクトース）	果糖（フルクトース）	ポリオール
ガラクトオリゴ糖	フルクタン			

FODMAPメモ

いも類のなかでは、じゃがいもはオリゴ糖、乳糖、果糖、ポリオールのどれも含まない安心食材。油も低FODMAPですが、市販のフライドポテトは製造過程で加工・味つけするうちに高FODMAPになります。

高FODMAP

いも類

さつまいも

ポリオールが多いので控えたい

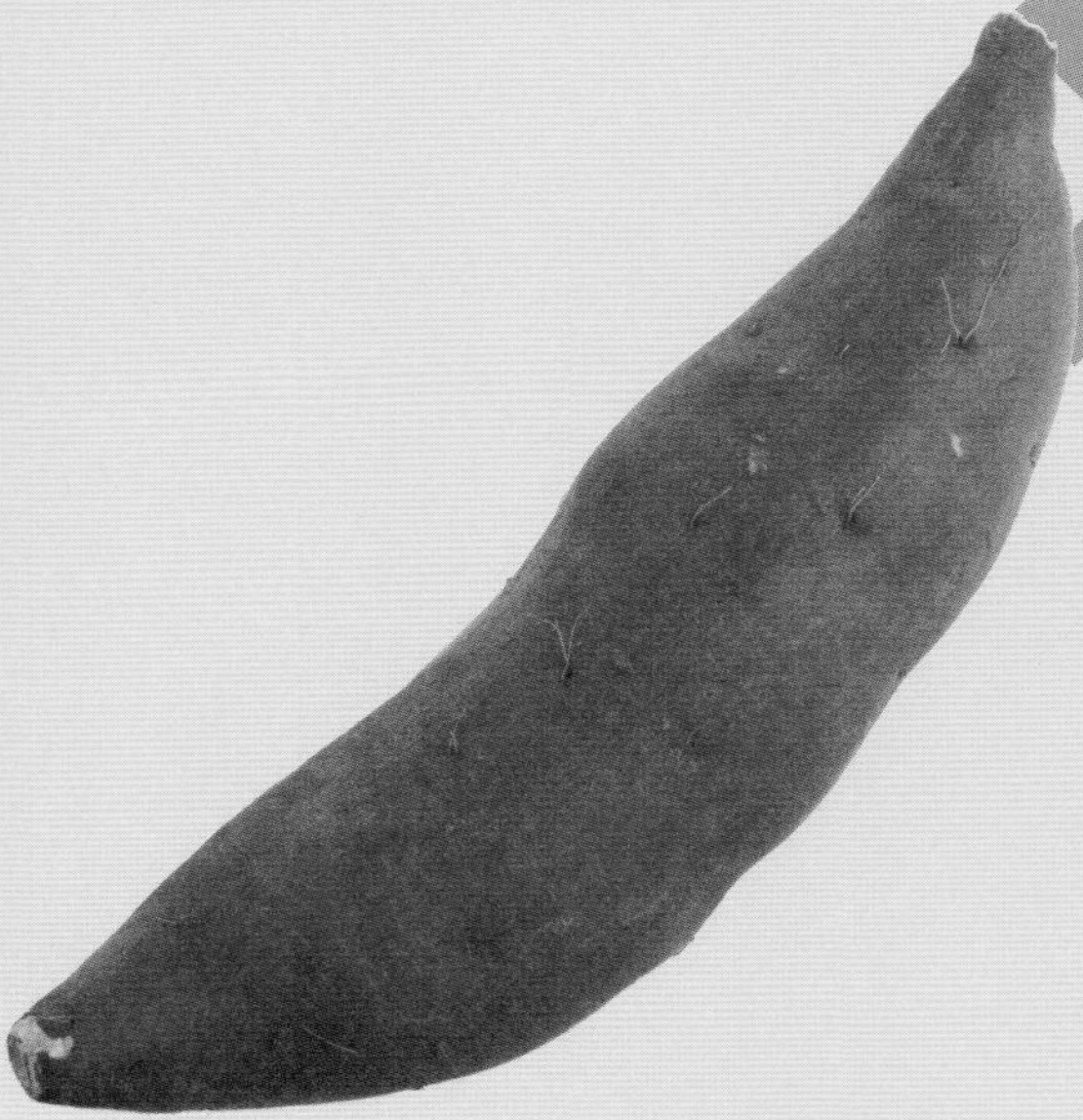

DATA

目安量（正味量）：中1本250g（228g）
エネルギー：306kcal
避けたいFODMAP：ポリオール（100gで許容量を超える）

オリゴ糖		乳糖（ラクトース）	果糖（フルクトース）	ポリオール
ガラクトオリゴ糖	フルクタン			

FODMAPメモ

さつまいもはNG食品です。100g（中1/2本）で、ポリオールが許容量を超えるので、どうしても食べたい場合は、中1/3本程度に抑えましょう。同じいも類でも、山いも、里いもはガラクトオリゴ糖が多く含まれています。

＼これもNG!／

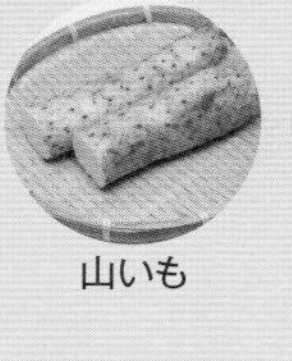
山いも

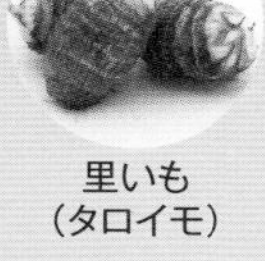
里いも（タロイモ）

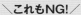

しょうが

薬味でも、下味でも問題なし

○

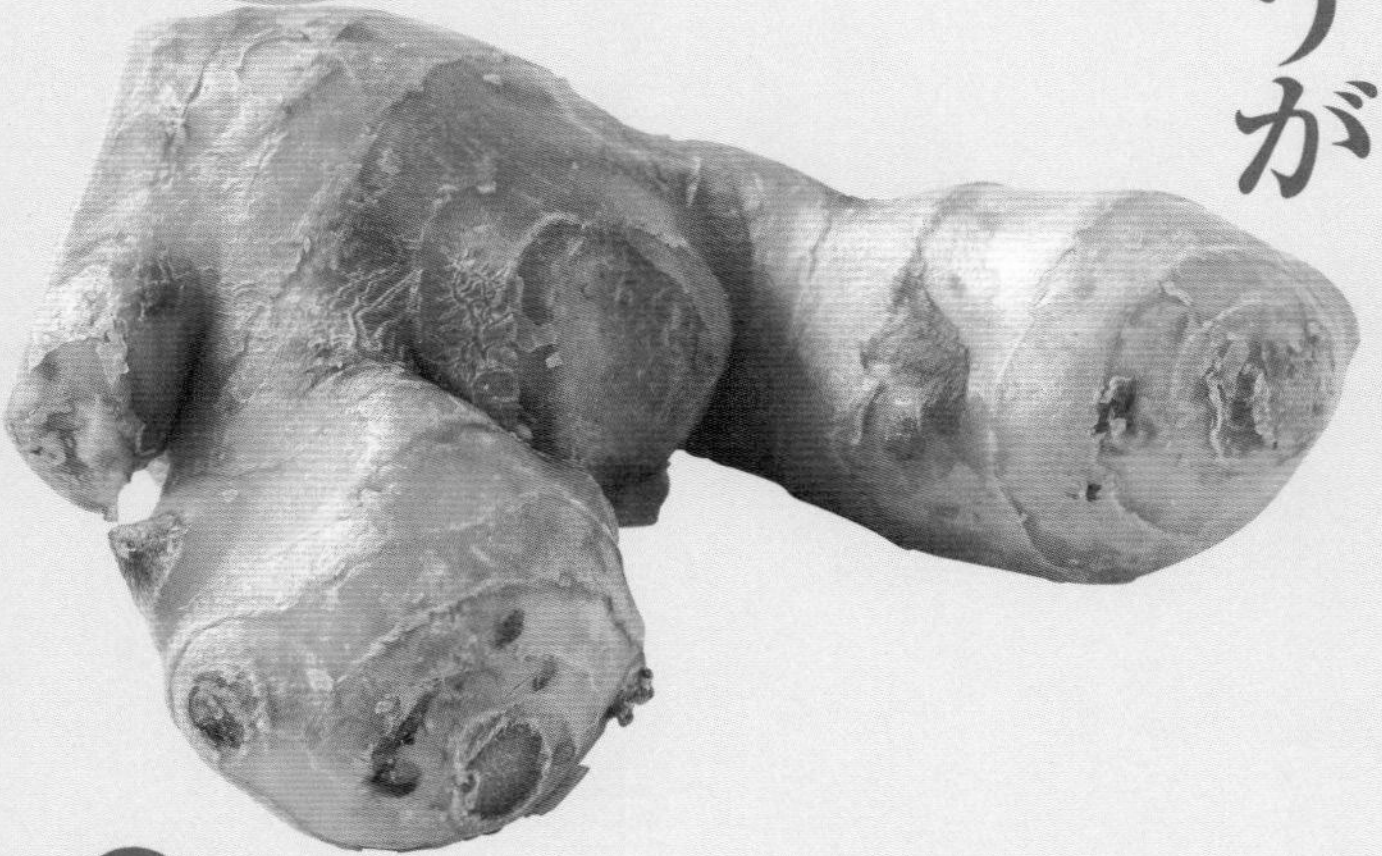

DATA

目安量（正味量）： 1個90g（72g）
エネルギー：22kcal
避けたいFODMAP：なし

オリゴ糖		乳糖（ラクトース）	果糖（フルクトース）	ポリオール
ガラクトオリゴ糖	フルクタン			

FODMAPメモ

しょうがやパセリをはじめとする香味野菜やハーブ類は、ほぼ問題なく食べられますが、にんにくだけはNGです。にんにくは、玉ねぎと同じように市販のドレッシングの多くに入っているので要注意。

＼これもOK!／

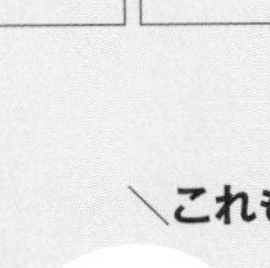

とうがらし

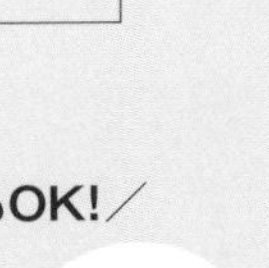

パセリ

□ミント　□バジル　□みつば

にんにく

少量でも食べてはいけない強敵食品

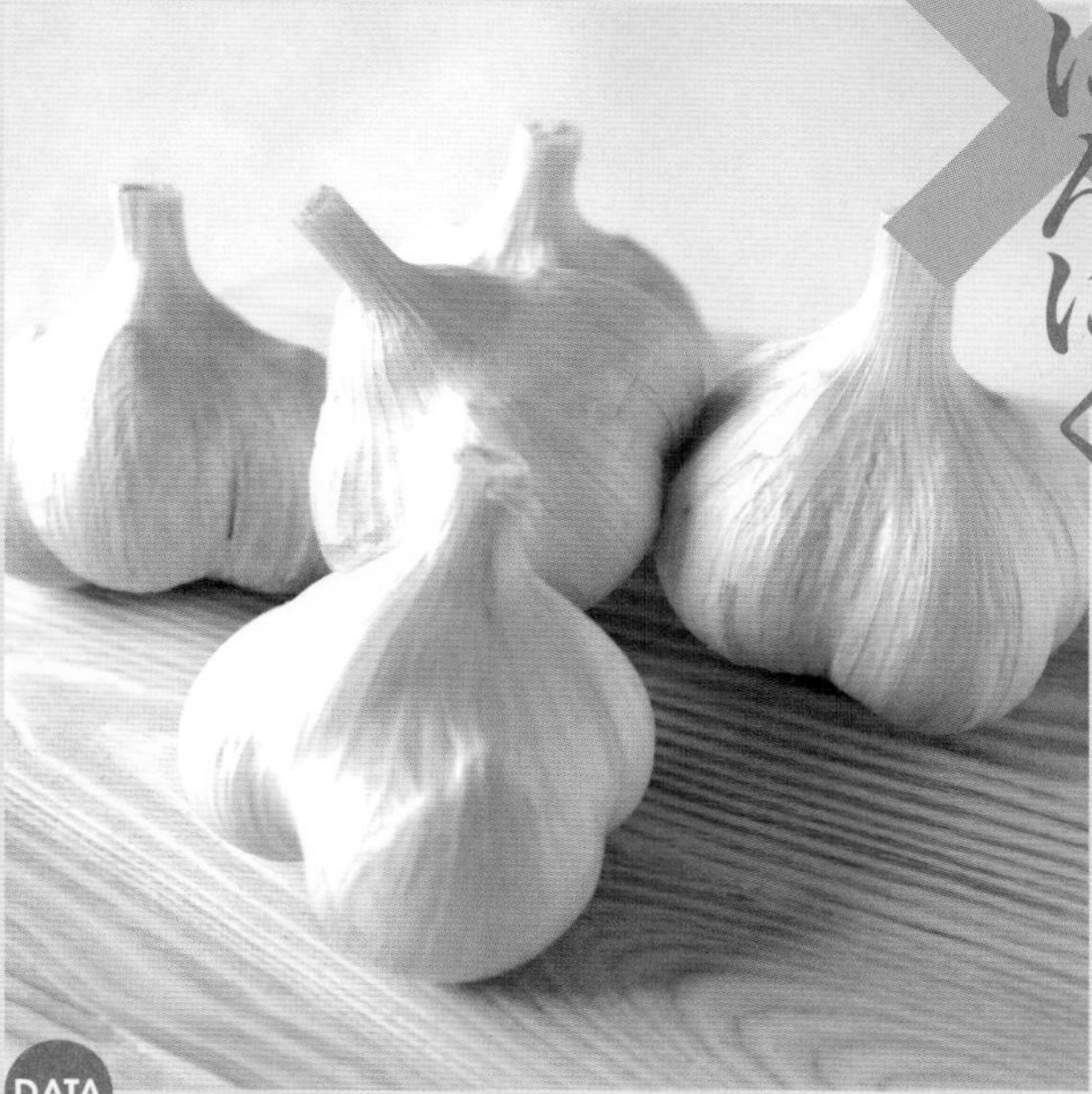

DATA

目安量（正味量）： 1個100g（91g）
エネルギー：124kcal
避けたいFODMAP：フルクタン（3gで許容量を超える）

オリゴ糖		乳糖（ラクトース）	果糖（フルクトース）	ポリオール
ガラクトオリゴ糖	フルクタン			

FODMAPメモ

生でも加熱しても、食べてはいけない食品。ただ、にんにくに含まれるフルクタンは水溶性で油に溶けません。香りがほしいときには、にんにくの薄切りを油で揚げて香りの移ったにんにくオイルだけを使うといいでしょう。

＼これもNG!／

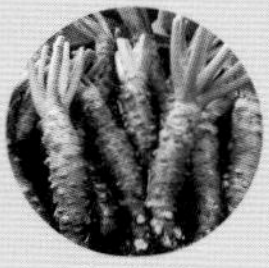

わさび
高FODMAPだが、たくさんつけなければ大丈夫

木綿豆腐

大豆原料でも木綿豆腐は毎日でもOK

〇

DATA

目安量（正味量）： 1丁300g
エネルギー：240kcal
避けたいFODMAP：なし

オリゴ糖		乳糖（ラクトース）	果糖（フルクトース）	ポリオール
ガラクトオリゴ糖	フルクタン			

FODMAPメモ

豊富にガラクトオリゴ糖が入っている大豆はNG食品ですが、大豆が原料でも木綿豆腐は製造過程でガラクトオリゴ糖が抜けるので、安心して食べられます。味噌もしょうゆも同様にガラクトオリゴ糖が抜けて、低FODMAPになります。

納豆

大腸の中で発酵を進めてしまう発酵食品

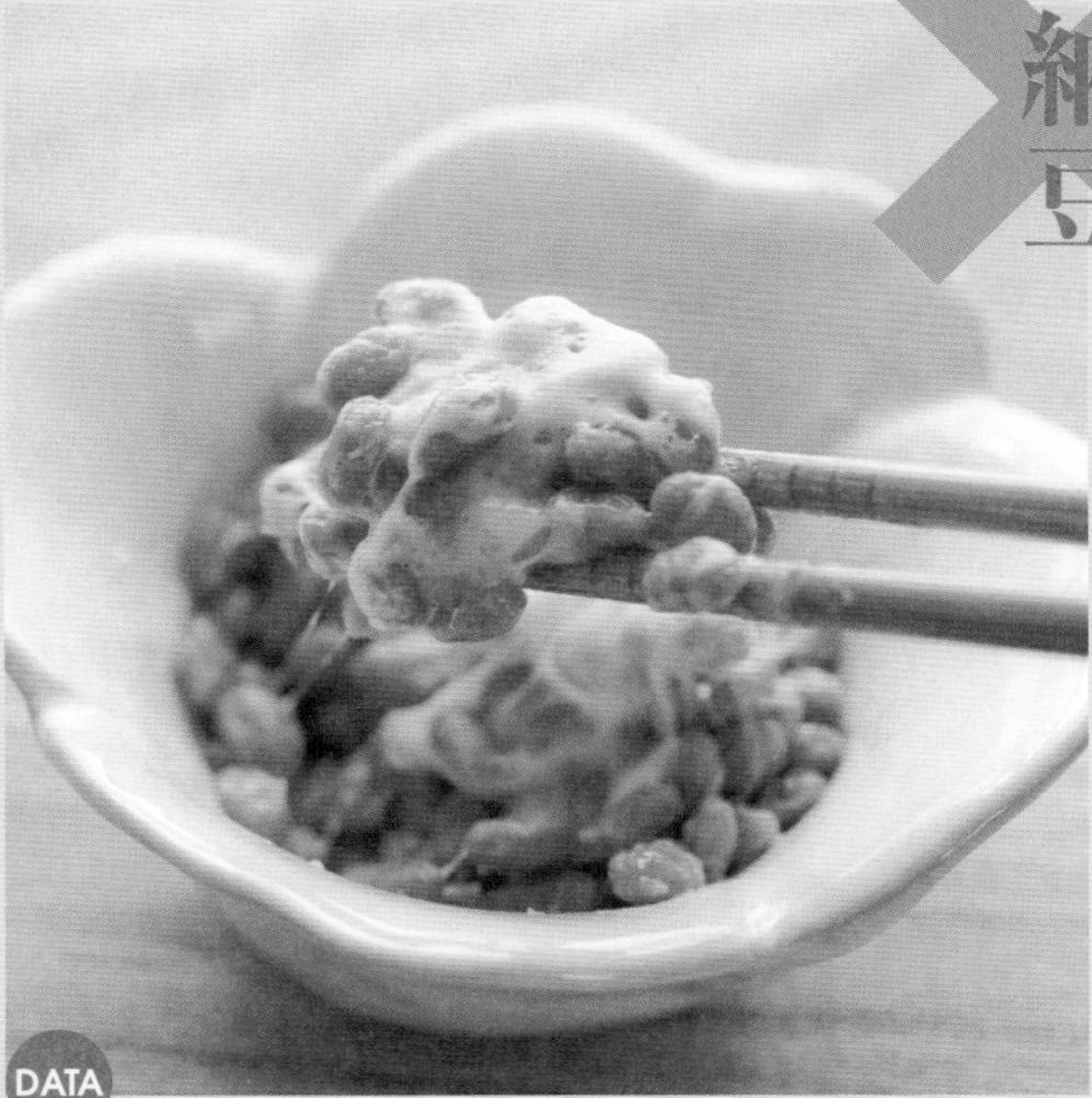

DATA

目安量（正味量）：小1パック50g
エネルギー：100kcal
避けたいFODMAP：ガラクトオリゴ糖（ゆで大豆は43gで許容量を超える）

オリゴ糖		乳糖（ラクトース）	果糖（フルクトース）	ポリオール
ガラクトオリゴ糖	フルクタン			

FODMAPメモ

発酵食品の代表格である納豆や、同じ大豆原料の絹ごし豆腐、豆乳もガラクトオリゴ糖が多く、大腸で異常に発酵してしまいます。ガラクトオリゴ糖は豆の表面に多いので、あずきなどは洗って煮たり、水煮の豆も洗って使うとガラクトオリゴ糖が減るのでおすすめ。

＼これもNG!／

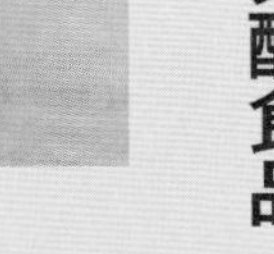

絹ごし豆腐

□絹ごし豆腐

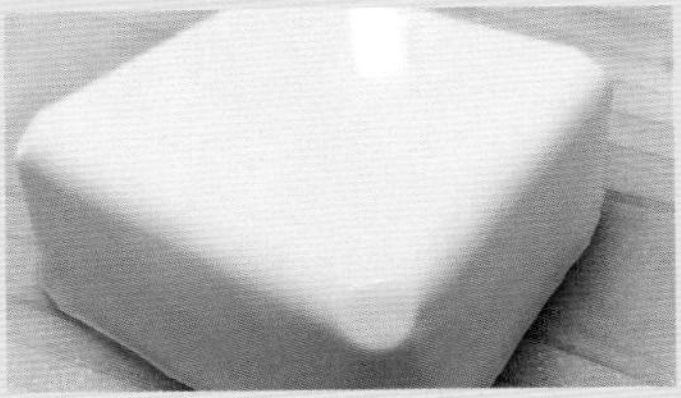

ガラクトオリゴ糖が過剰な高FODMAP食品

□大豆（ゆで）

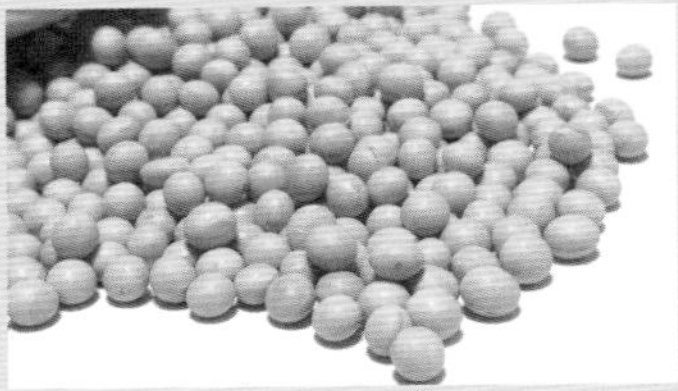

ガラクトオリゴ糖が過剰なので高FODMAP

□ひよこ豆（ゆで）

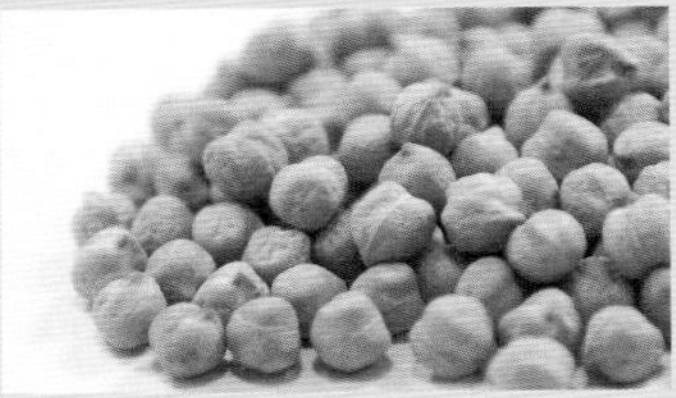

ガラクトオリゴ糖が多いが、42g以下なら食べてもOK

□あずき（ゆで）

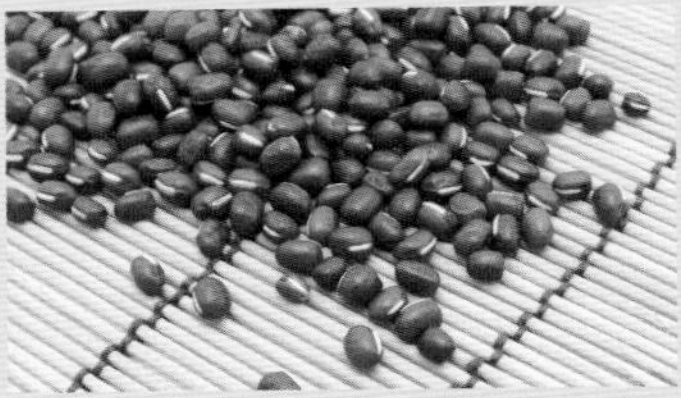

ガラクトオリゴ糖とフルクタンが多いが、35g以下なら食べてもOK

□レンズ豆（ゆで）

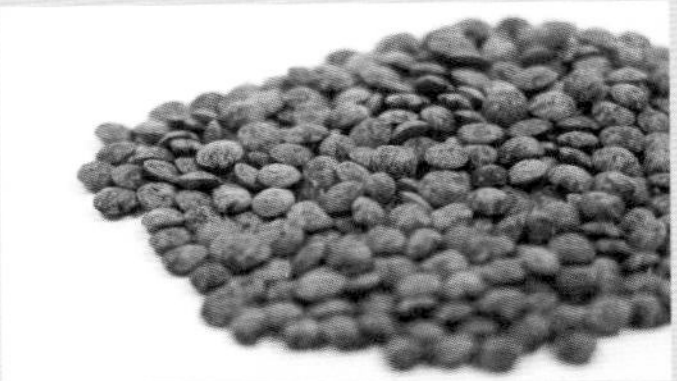

ガラクトオリゴ糖が多いが、23g以下なら食べてもOK

豆乳（大豆由来）

「大豆からつくられた豆乳」はガラクトオリゴ糖がいっぱい

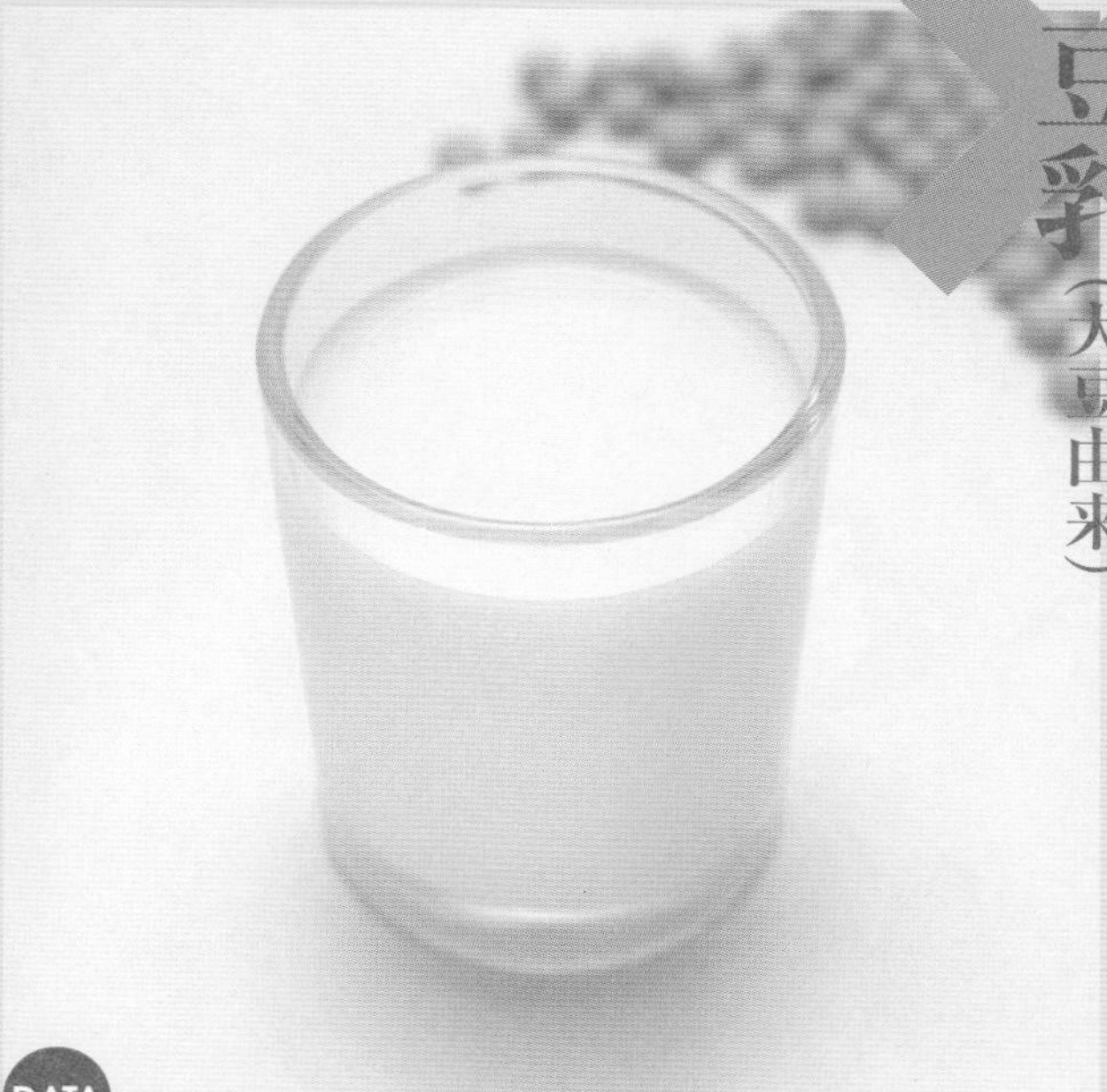

DATA

目安量（正味量）：コップ1杯200ml
エネルギー：97kcal
避けたいFODMAP：ガラクトオリゴ糖（125mlで許容量を超える）

オリゴ糖		乳糖（ラクトース）	果糖（フルクトース）	ポリオール
ガラクトオリゴ糖	フルクタン			

FODMAPメモ

日本では大豆全体からつくられたものだけが「豆乳」とされるため、日本で販売されている豆乳は、ガラクトオリゴ糖をいっぱい含んでいる高FODMAPです。海外には、低FODMAPに分類される大豆抽出タンパクからつくられた「ソイミルク」もあります。

ぶどう

安心な果物の代表格

○

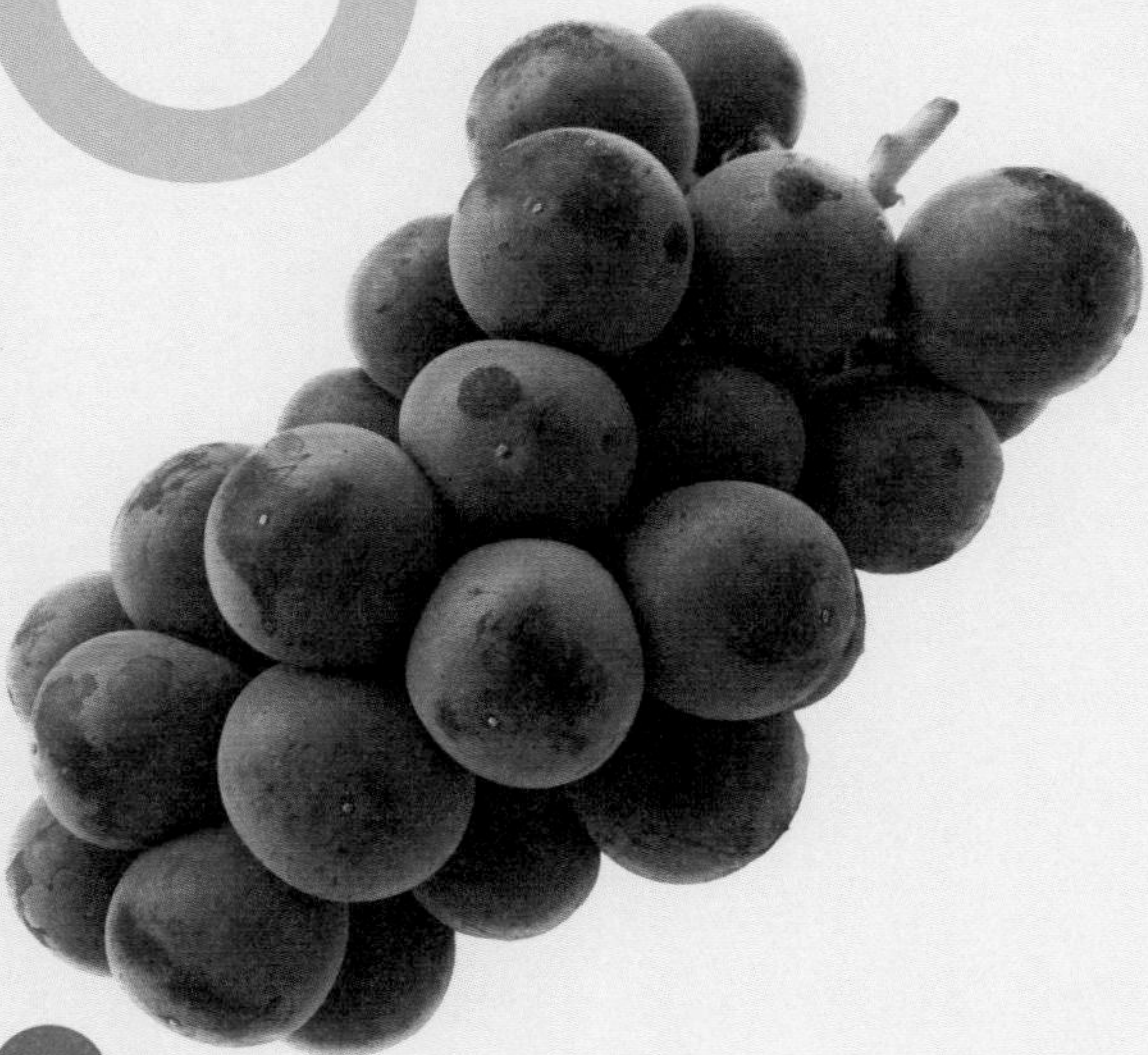

DATA

目安量（正味量）：デラウェア1房150g（128g）、巨峰1粒10g（9g）
エネルギー：76kcal（デラウェア）
避けたいFODMAP：なし

オリゴ糖		乳糖（ラクトース）	果糖（フルクトース）	ポリオール
ガラクトオリゴ糖	フルクタン			

FODMAPメモ

ぶどうはもっとも安全な果物で、どの品種もOK。ほかにいちご、オレンジなどにもFODMAPが過剰に含まれていません。ただし、果物はすべて食べすぎに注意。安全な果物でも食べすぎると果糖が処理しきれなくなって不調を起こします。ぶどうは小さめのひと握りまでに。甘さが増強されているいちごなどにも注意。

りんご

健康にいい果物も、実は不調を招く

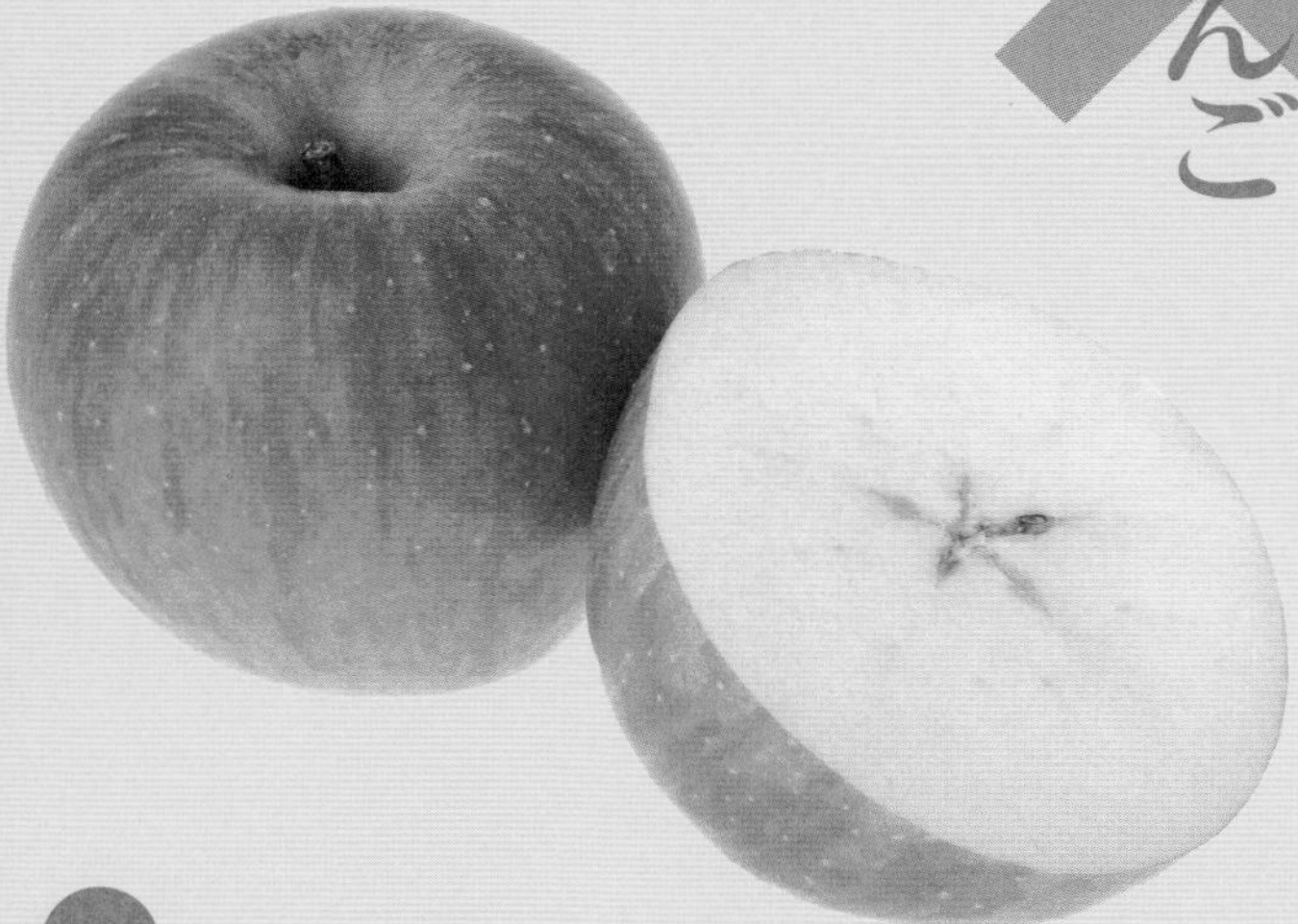

DATA

目安量（正味量）：中1個250g（213g）
エネルギー：121kcal
避けたいFODMAP：ポリオール、果糖（28gでポリオールが、200gで果糖が許容量を超える）

オリゴ糖		乳糖	果糖	ポリオール
ガラクトオリゴ糖	フルクタン	乳糖（ラクトース）	果糖（フルクトース）	ポリオール

FODMAPメモ

腸にやさしいイメージのりんごですが、果糖だけでなく、消化・吸収の悪いポリオールも多く含まれています。果物のなかでもトップに入る高FODMAP食品なので、できるだけ避けましょう。食べていいのはわずか20g（1/10個）まで。

□バナナ

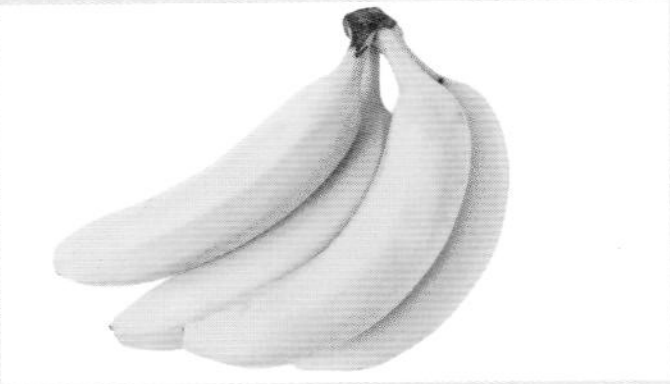

中1本まで。110g（大1本）ではフルクタンが許容量を超えるので注意

□いちご

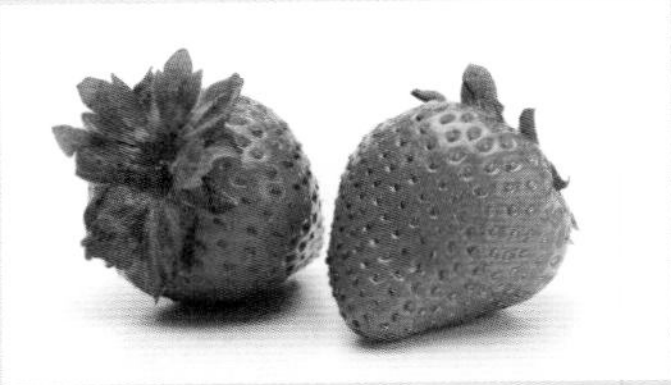

4種のFODMAPを含まない安心果物。甘すぎるものは果糖が多い

□キウイフルーツ

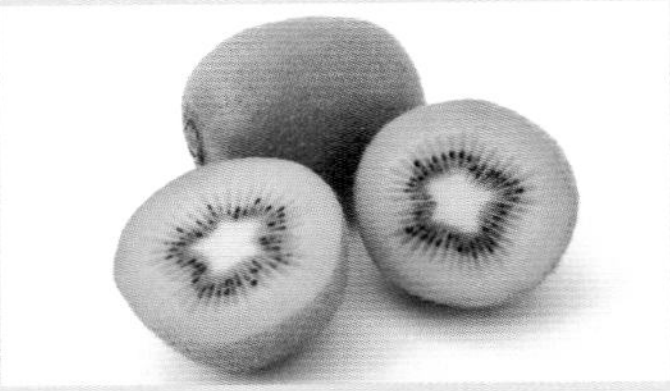

286g（3と3/4個）でフルクタンが許容量を超えるので注意

□パイナップル

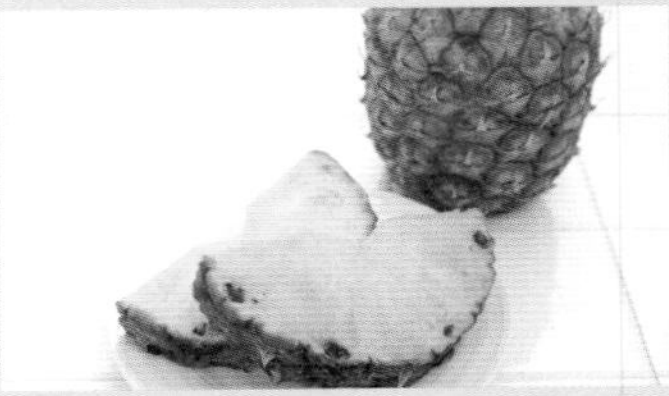

200g（約1/5個）ではフルクタンが許容量を超えるので注意

□レモン

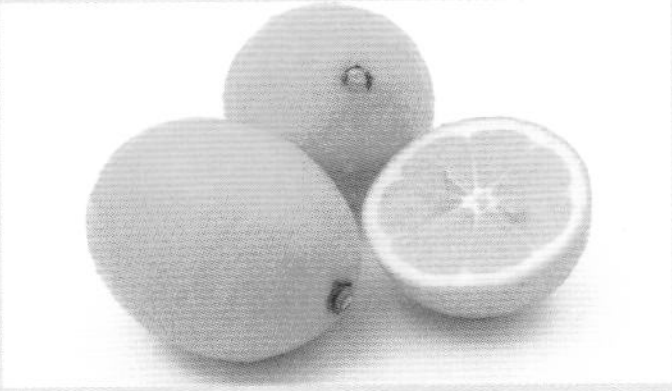

187g（約2個）以上はフルクタンが許容量を超えるので注意

□みかん

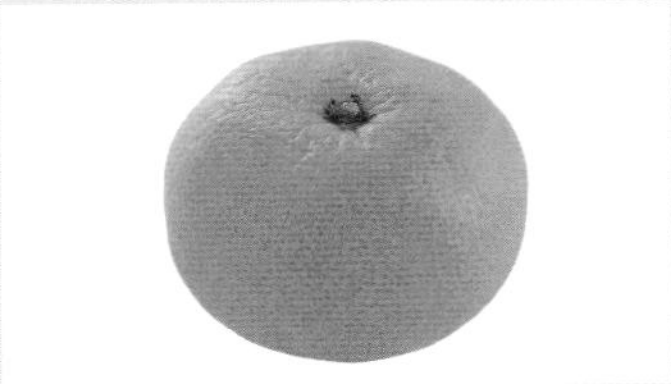

2個までにすること

□オレンジ
□ラズベリー
□ドラゴンフルーツ
□パッションフルーツ

□ブルーベリー
□パパイヤ
□ライム

高FODMAP

果実類

□すいか

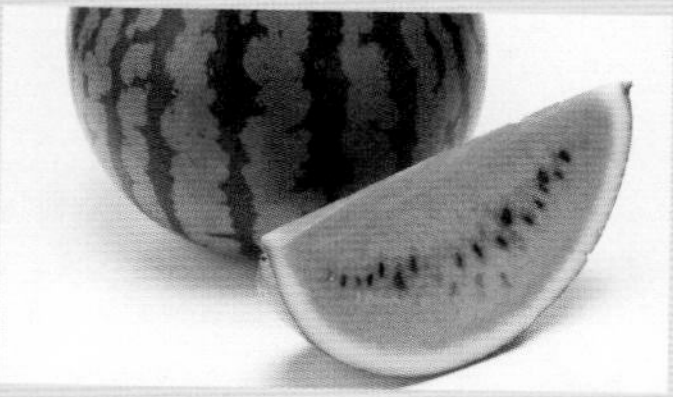

20gで果糖が許容量を超え、150gでポリオール、フルクタンがNG量に

□桃

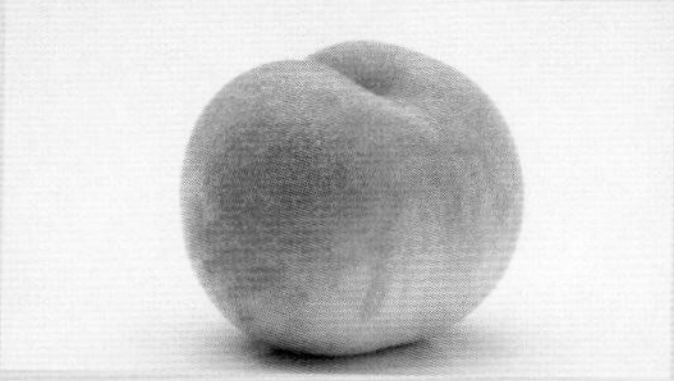

20gでポリオールが許容量を超え、145gでフルクタンがNG量に

□グレープフルーツ

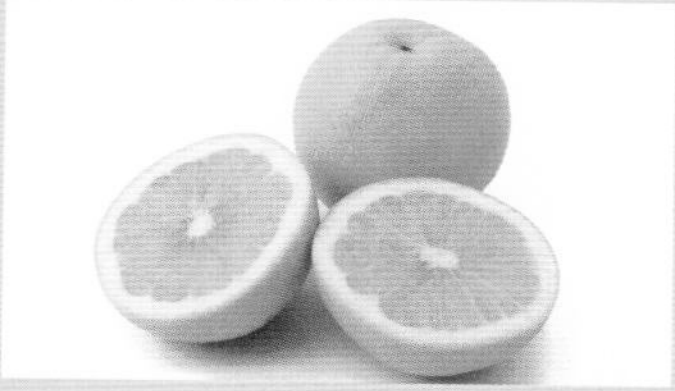

100gでフルクタンが許容量を超える

□なし

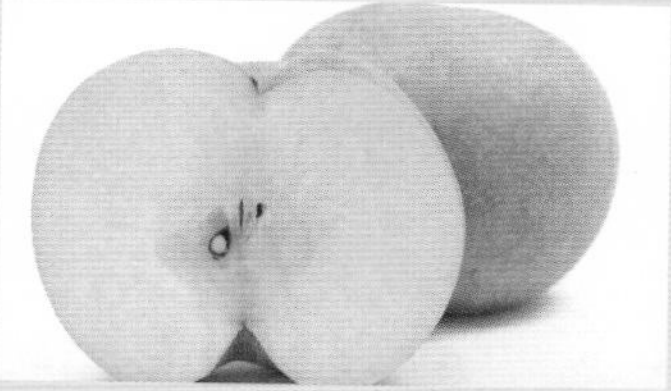

10gでポリオールが許容量を超え、190gでフルクトースがNG量に

□柿

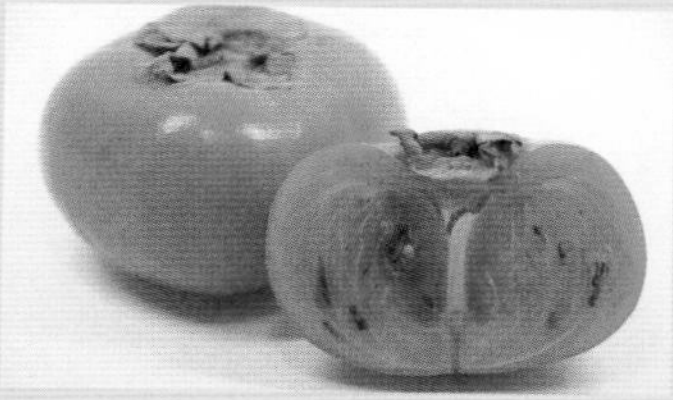

65gでフルクタンが許容量を超える

□メロン

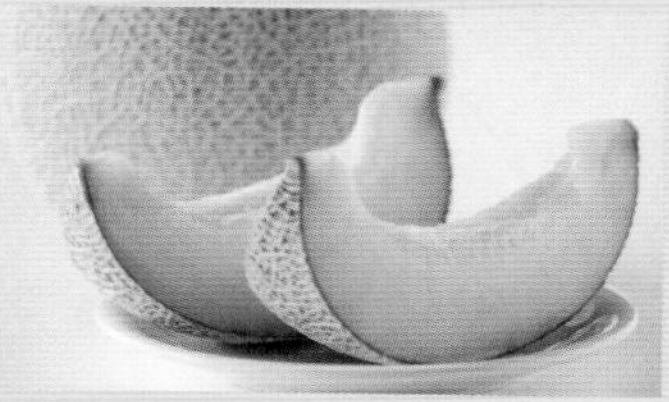

150gでフルクタンが許容量を超える

□西洋なし
□ざくろ
□いちじく
□プラム
□ライチ

□アボカド
□さくらんぼ
□ブラックベリー
□グアバ
□マンゴー

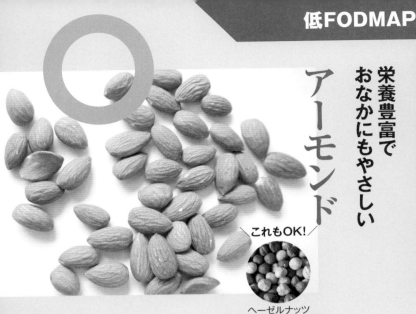

栄養豊富でおなかにもやさしい アーモンド

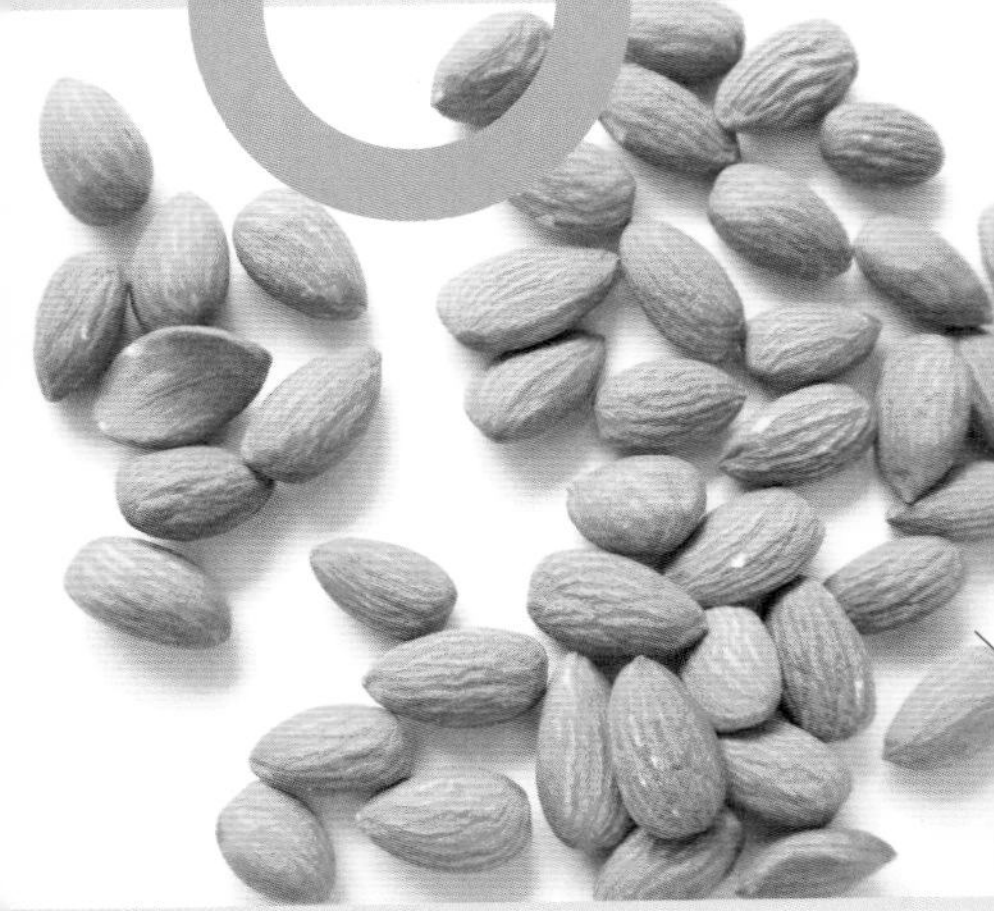

＼これもOK!／

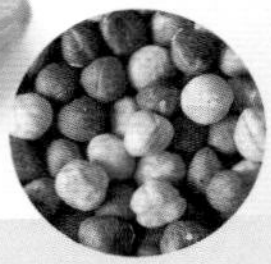

ヘーゼルナッツ

DATA

目安量（正味量）： 10粒15g
エネルギー： 91kcal
避けたいFODMAP：ガラクトオリゴ糖（24gで許容量を超える）

オリゴ糖		乳糖（ラクトース）	果糖（フルクトース）	ポリオール
ガラクトオリゴ糖	フルクタン			

FODMAPメモ

健康食品としても注目されているナッツ類は、食べる量に注意が必要です。アーモンド、ヘーゼルナッツも1回に約10粒までなら大丈夫。

□くるみ

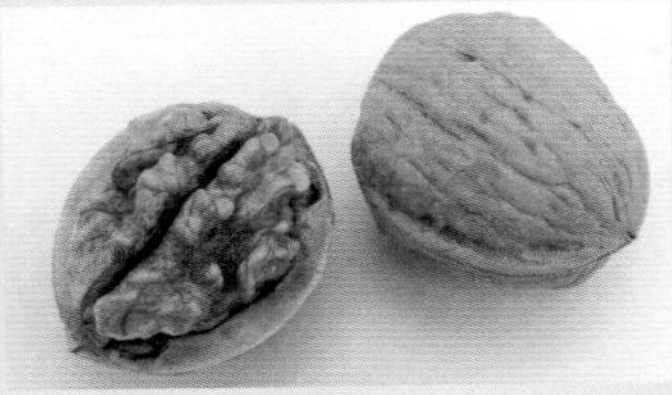

FODMAPは含まれていないので、おやつにもおすすめのナッツ

□ピーナッツ

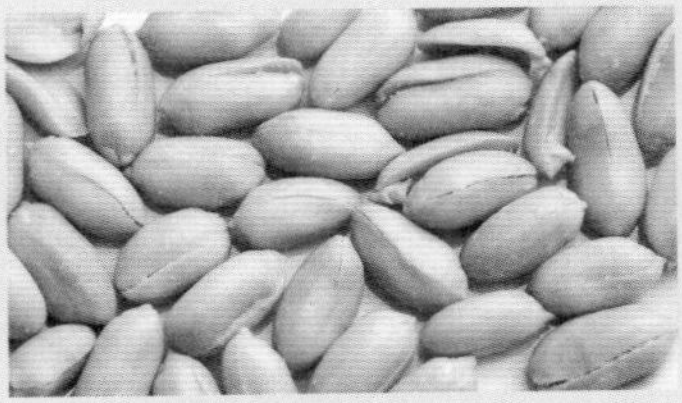

FODMAPは含まれていないので、おつまみにもピッタリ

□栗
□ひまわりの種
□松の実
□マカダミアナッツ
□かぼちゃの種

つい食べすぎてしまうので、目安量をチェック
ピスタチオ

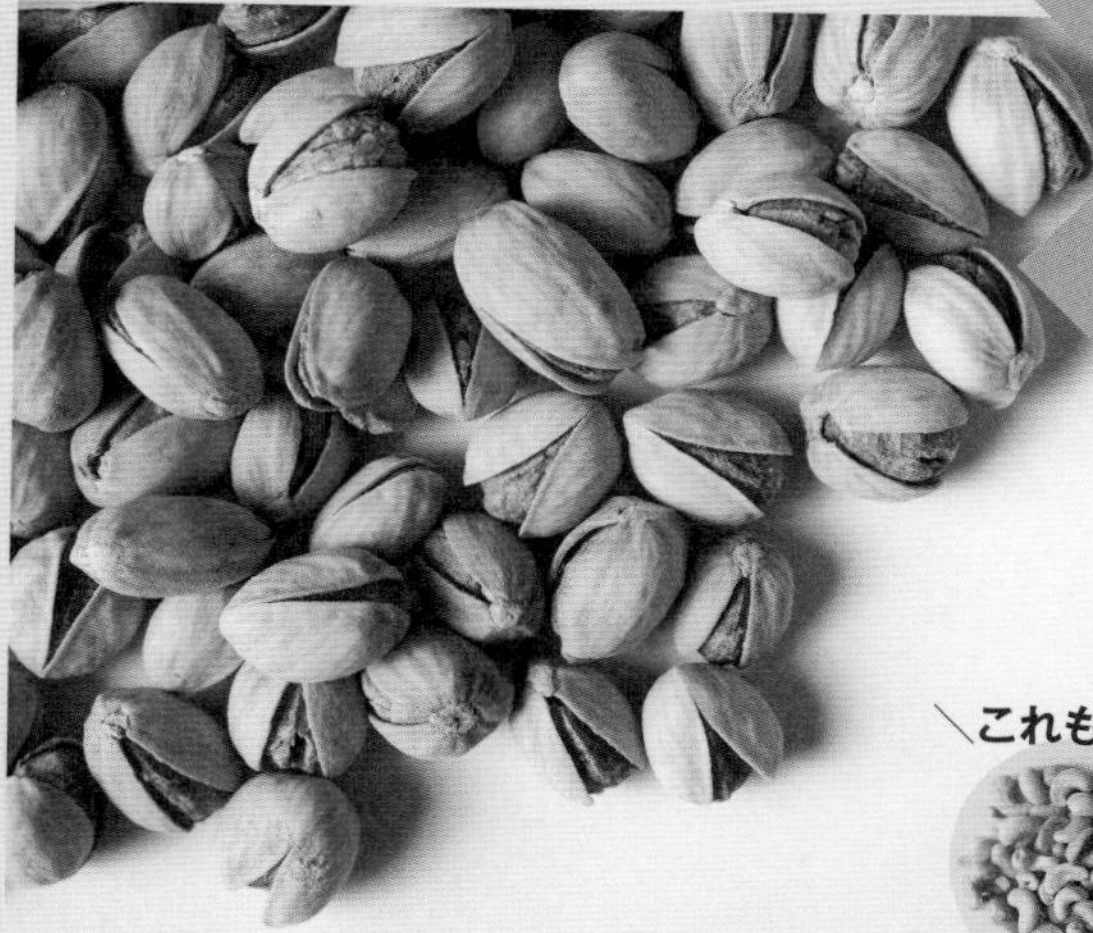

＼これもNG!／

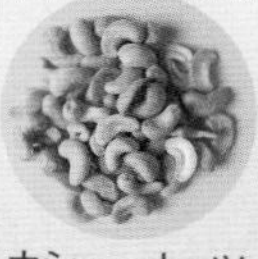

カシューナッツ

DATA

目安量（正味量）：15個12g（7g）
エネルギー：43kcal
避けたいFODMAP：ガラクトオリゴ糖、フルクタン（11gでフルクタンが、23gでガラクトオリゴ糖がNG量）

FODMAPメモ

ガラクトオリゴ糖とフルクタンが多く含まれています。食べるときは数粒程度に抑えること。

オリゴ糖		乳糖（ラクトース）	果糖（フルクトース）	ポリオール
ガラクトオリゴ糖	フルクタン			

□レーズン

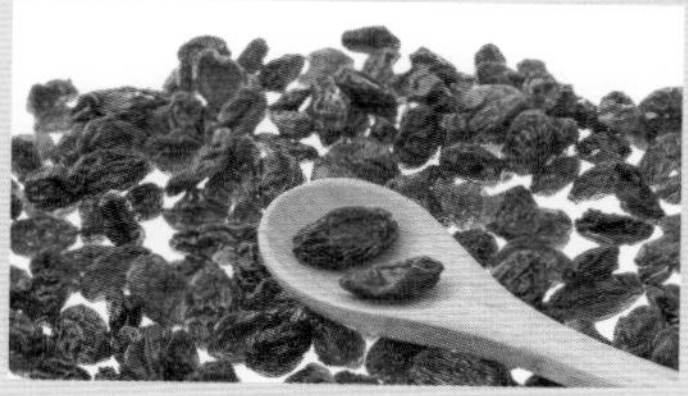

フルクタンが多いが、13g（26粒程度）ならOK

□プルーン（ドライ）

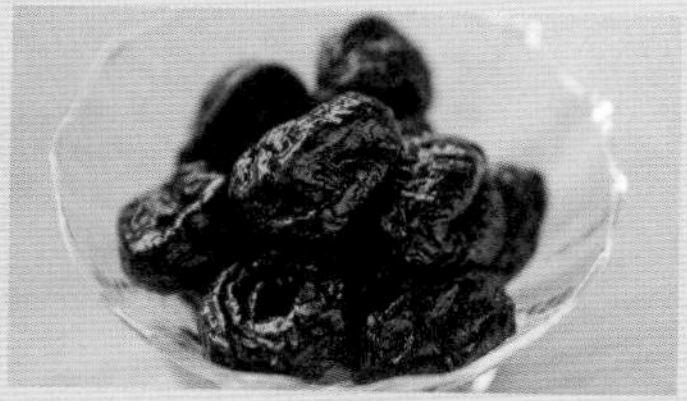

フルクタンとポリオールが多いが、3個程度ならOK

□果糖の多い果汁を含んだジュース
□果糖の多い果物のドライフルーツ
□干しあんず

焼き海苔

FODMAPもカロリーも低い安心食材

○

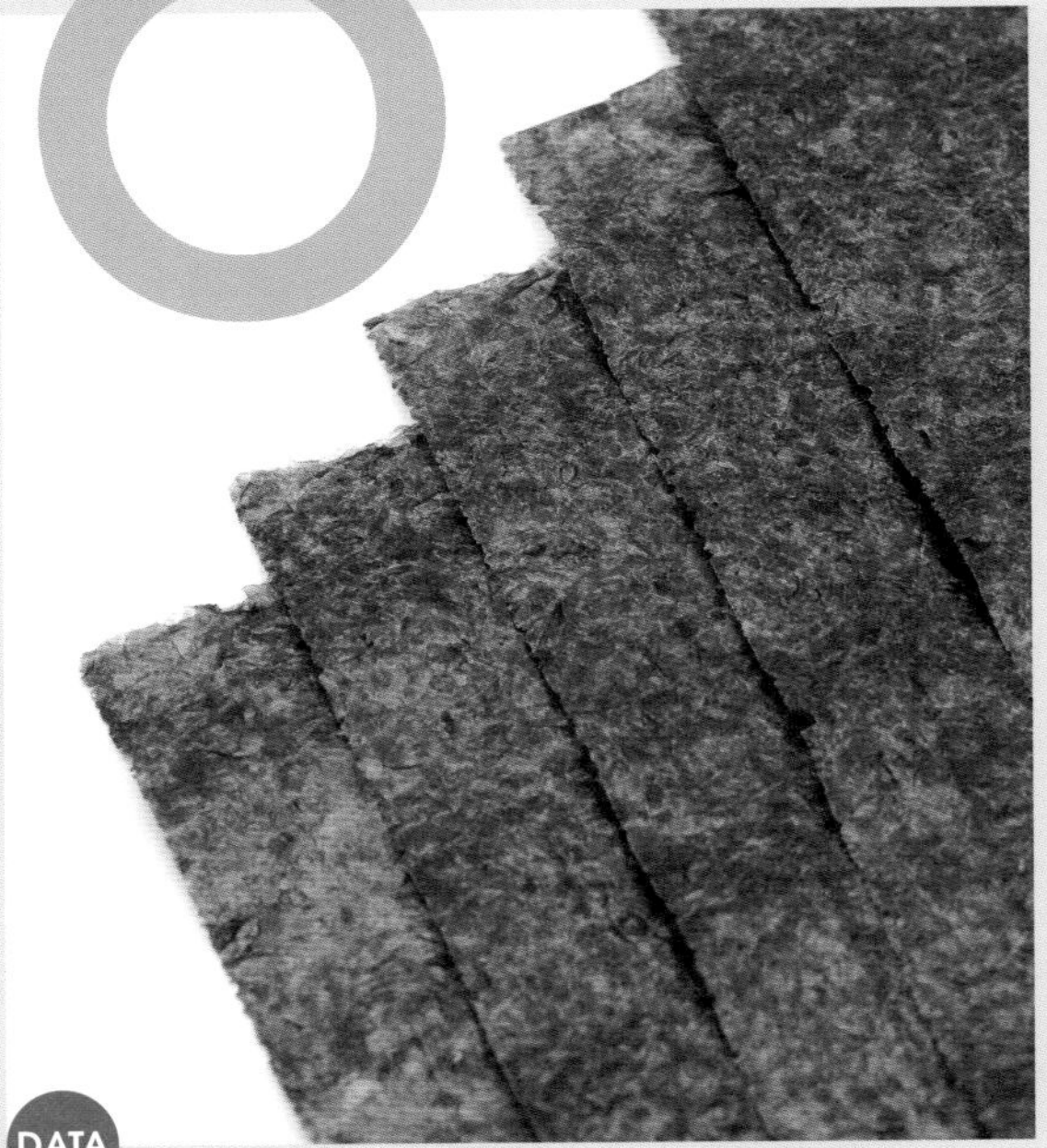

DATA

目安量（正味量）： 焼き海苔1枚分3g
エネルギー：6kcal
避けたいFODMAP: なし

オリゴ糖		乳糖（ラクトース）	果糖（フルクトース）	ポリオール
ガラクトオリゴ糖	フルクタン			

FODMAPメモ

海藻を分解できる腸内細菌を持っているのは日本人だけといわれています。ミネラル豊富な海藻のなかで、焼き海苔はFODMAPが含まれていないため、安心して食べられます。わかめは添加物にFODMAPが多く含まれていますし、昆布はうま味成分である白い粉がポリオールを含むためNG食品です。

しいたけ

ポリオールが多いので、使うなら少量

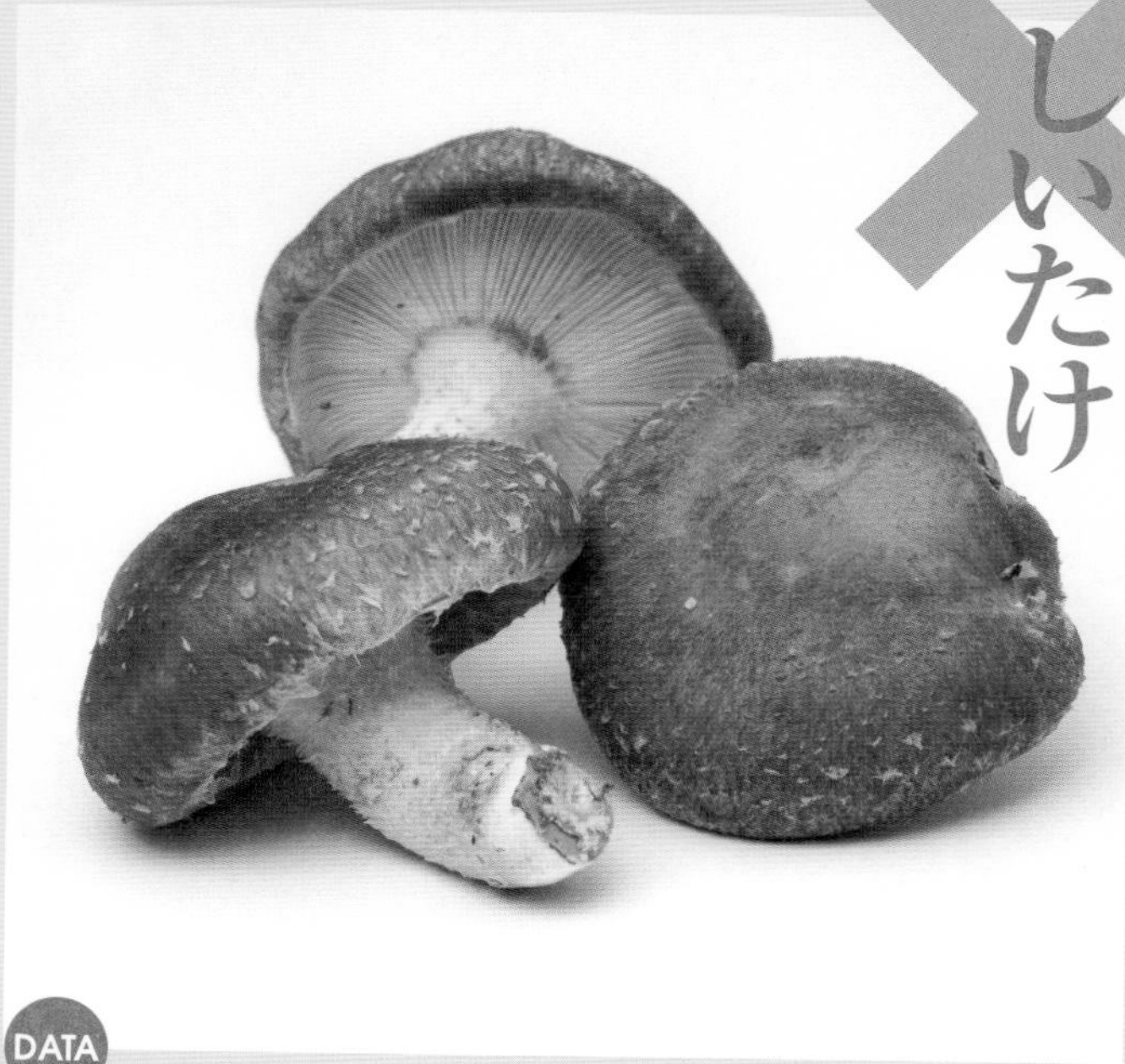

DATA

目安量（正味量）： 2個30g（24g）
エネルギー：5kcal
避けたいFODMAP：ポリオール（15gで許容量を超える）

オリゴ糖		乳糖（ラクトース）	果糖（フルクトース）	ポリオール
ガラクトオリゴ糖	フルクタン			

FODMAPメモ

ポリオールはいろいろな野菜、果物に含まれますが、しいたけはじめ、ほとんどのきのこは高ポリオール食品です。おなかの調子が悪い人には、下痢や腹痛の原因になりますから控えましょう。

＼これもNG!／

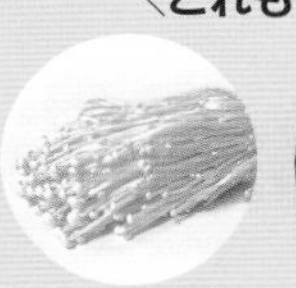

えのき

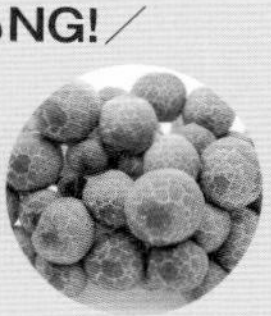

しめじ

□マッシュルーム
□カットわかめ（添加物にFODMAPが多い）
□昆布（うまみ成分のグルタミン酸ナトリウムが過敏性腸症候群を悪化させる）

豚肉

意外にも肉類はすべて低FODMAP

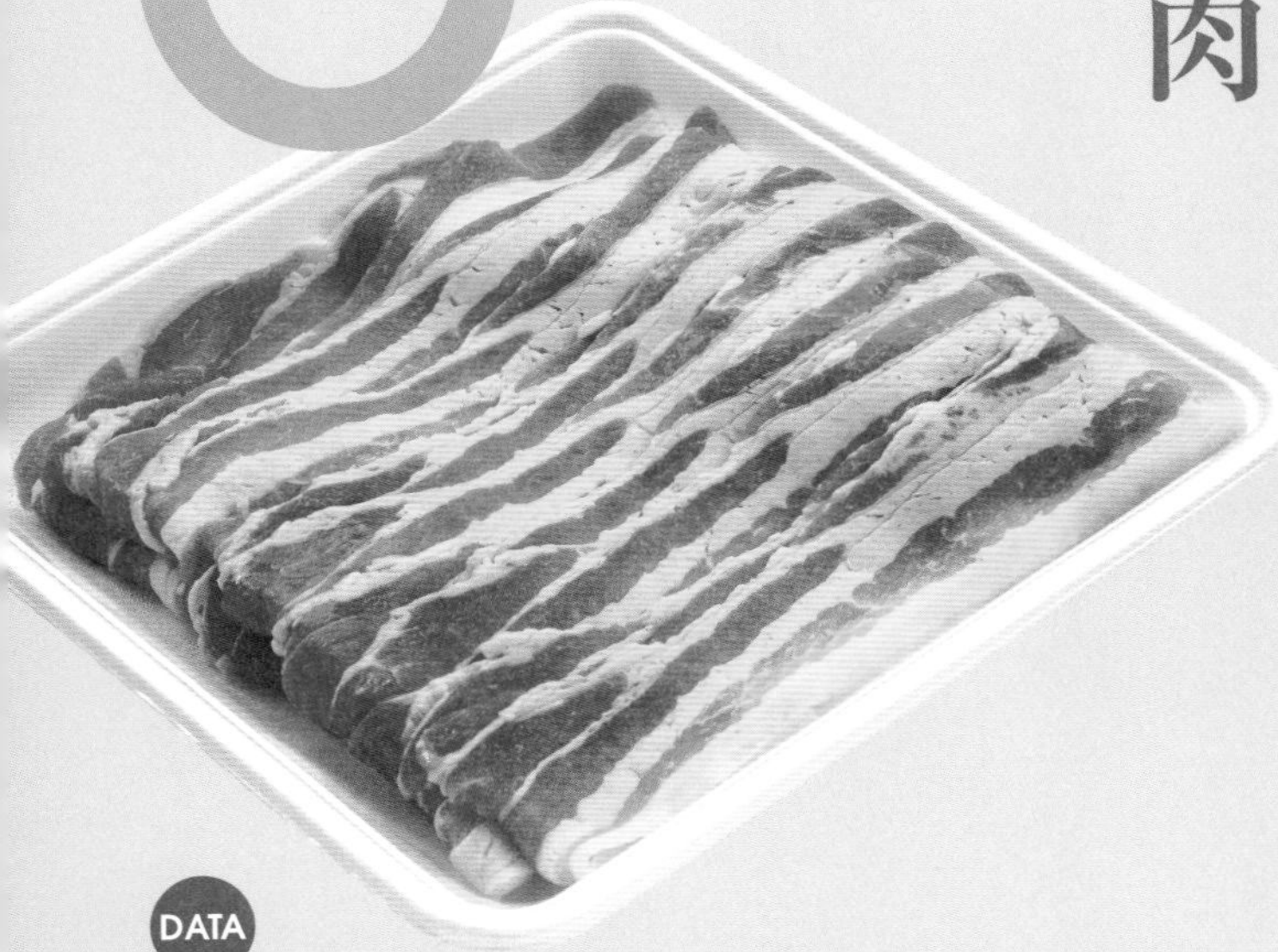

DATA

目安量（正味量）：肩ロース薄切り1枚20g
エネルギー：51kcal
避けたいFODMAP：なし

オリゴ糖		乳糖（ラクトース）	果糖（フルクトース）	ポリオール
ガラクトオリゴ糖	フルクタン			

FODMAPメモ

同じ食品グループでもFODMAP量にはバラつきがありますが、肉類はすべて低FODMAP食材です。魚介類、卵などの動物性タンパク質が豊富な食品にもFODMAPが含まれていないので安心して食べられます。

＼これもOK!／

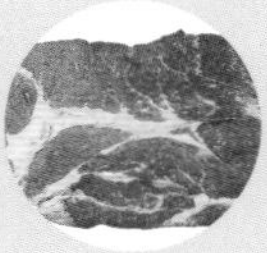

牛肉

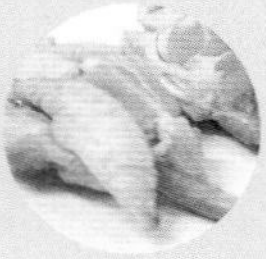

鶏肉

□ベーコン

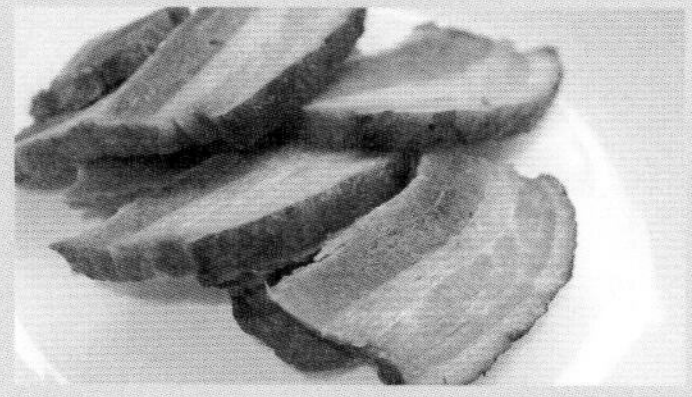

塩分を含むので、気になる人は食べすぎに注意

□ハム

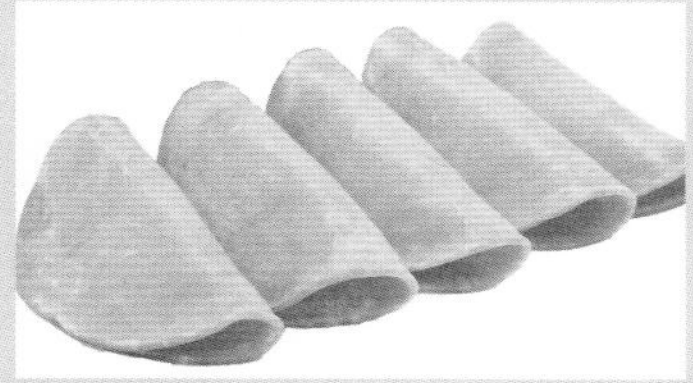

肉類はFODMAPを含まないが、添加物が入っているものはよくチェックを

□えび

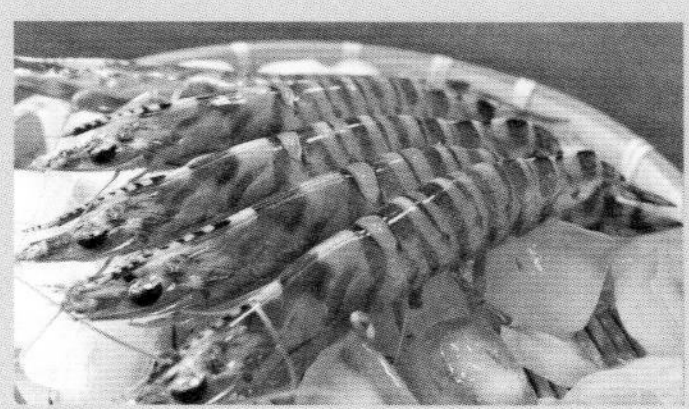

魚介類は全般的にFODMAPを含まないので安心

□魚（サーモン）

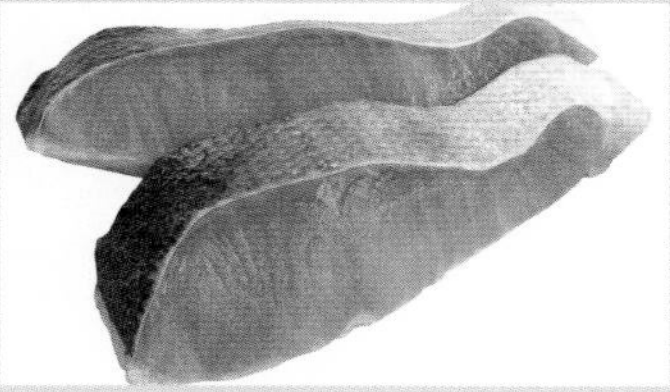

サーモン以外でも、魚は全般的に低FODMAPな安心食材

高FODMAP

□ソーセージ

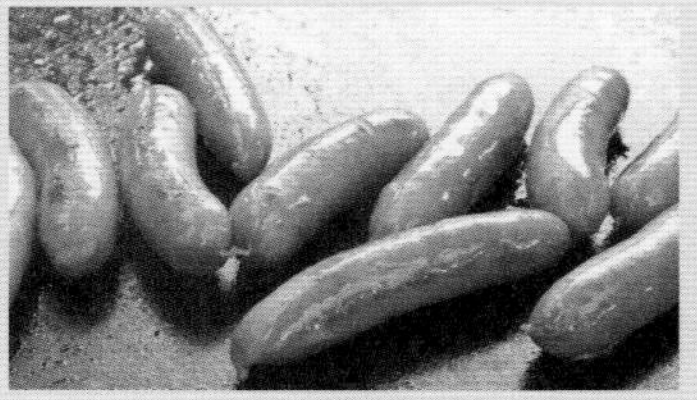

ソーセージはややフルクタンが多い。フランクフルトソーセージ（1本50g）なら、100gまで食べてもOK

□卵

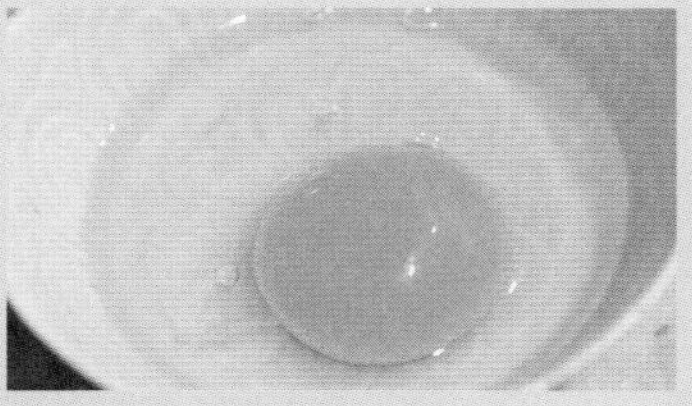

オリゴ糖、乳糖、果糖、ポリオールのどれも含まないので安心

カマンベールチーズ

硬い種類のチーズは低FODMAP

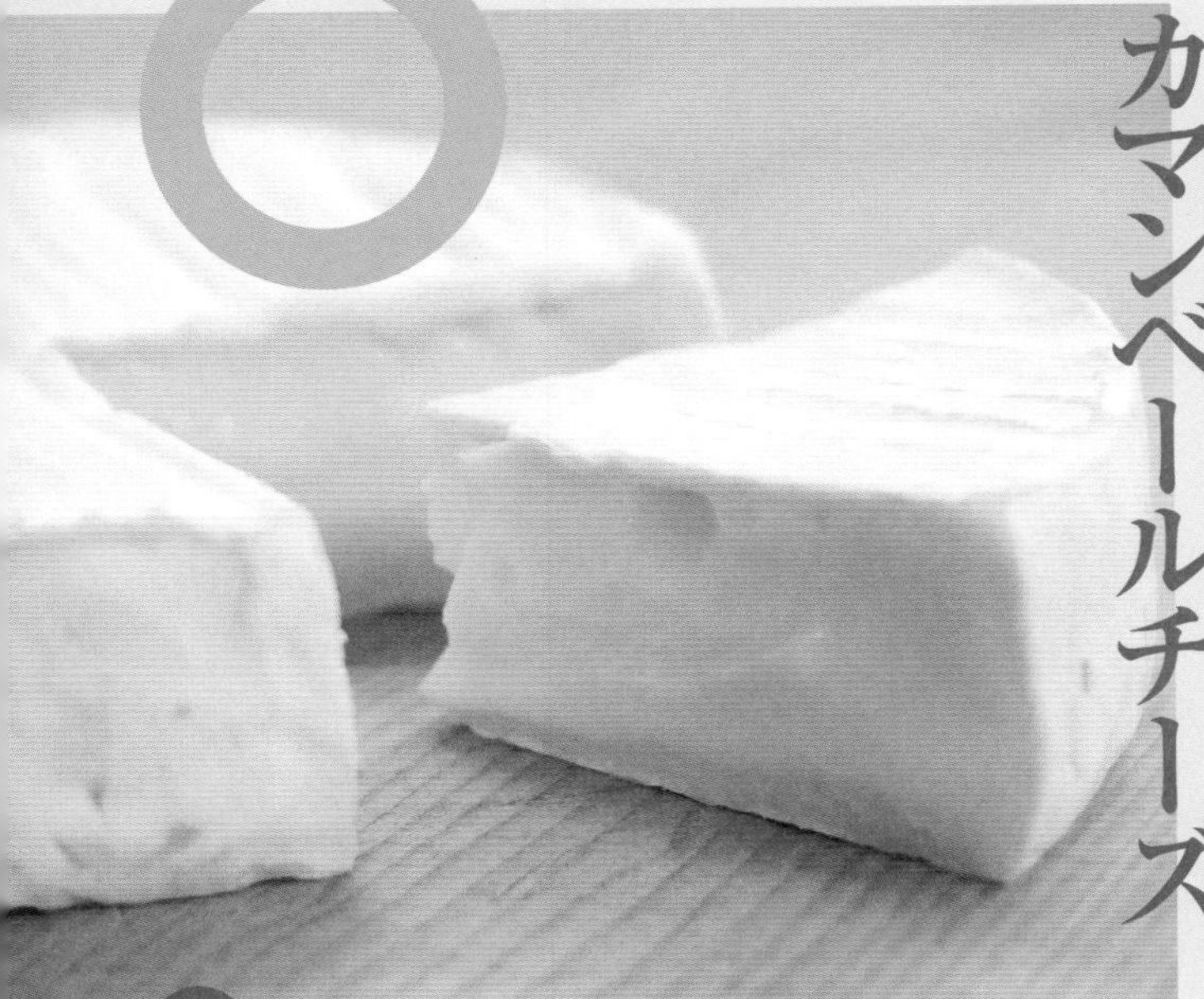

DATA

目安量（正味量）：1/4切れ25g
エネルギー：78kcal
避けたいFODMAP：なし

オリゴ糖		乳糖	果糖	ポリオール
ガラクトオリゴ糖	フルクタン	乳糖（ラクトース）	果糖（フルクトース）	ポリオール

FODMAPメモ

　おなかの弱い人でも安心してとれる乳製品は、おもに硬いタイプのチーズや熟成したチーズです。

＼これもOK!／

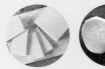

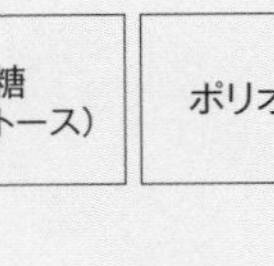
チェダーチーズ

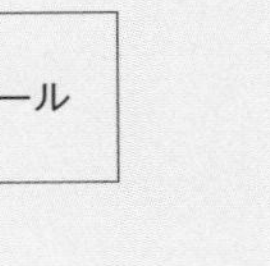
モッツァレラチーズ

□ゴルゴンゾーラチーズ
□パルメザンチーズ
□ブリーチーズ

牛乳

乳糖不耐症の人は、乳糖を分解・カットしたタイプの牛乳を

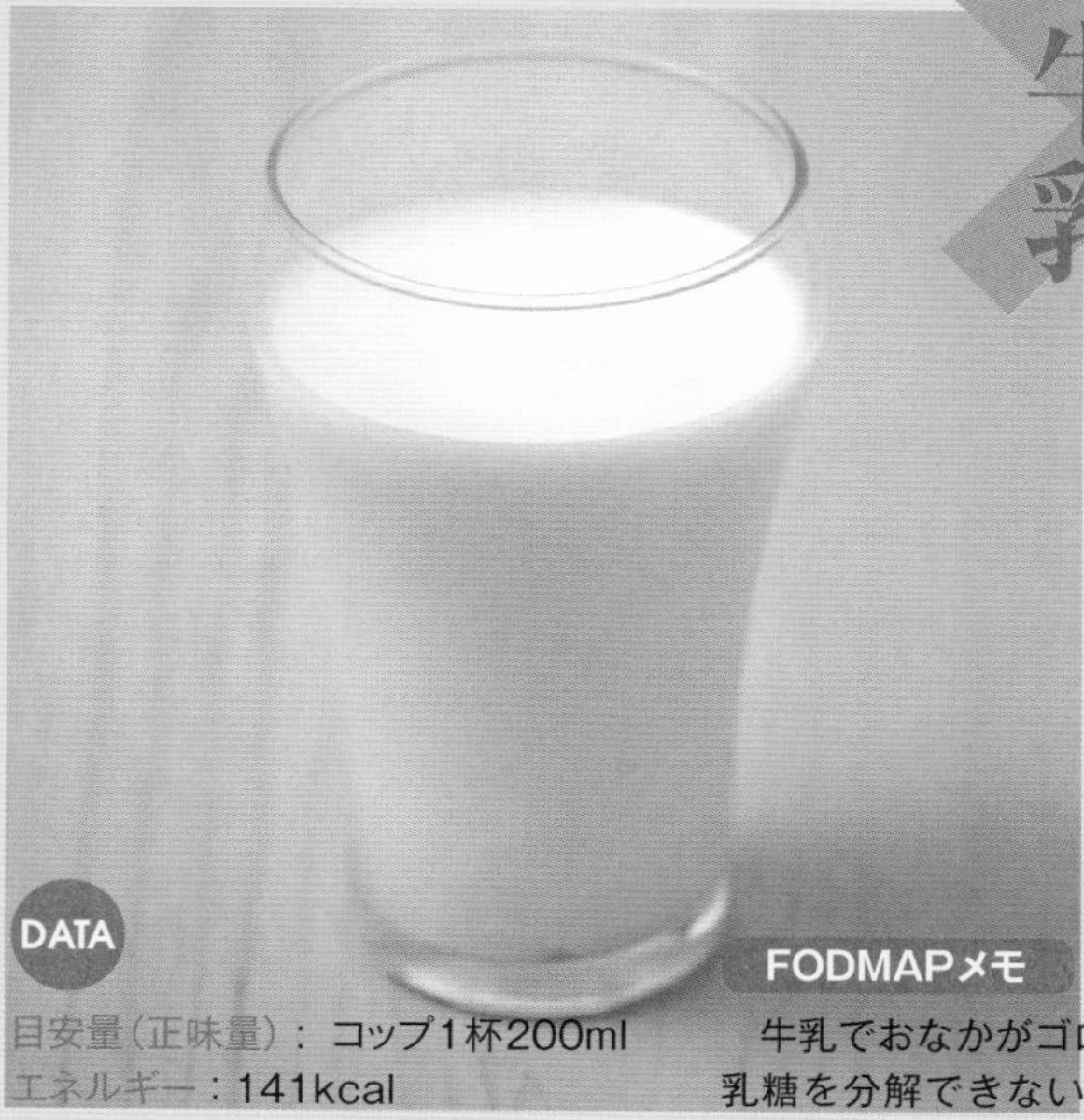

DATA

目安量（正味量）：コップ1杯200ml
エネルギー：141kcal
避けたいFODMAP：乳糖（57mlで許容量を超える）

FODMAPメモ

牛乳でおなかがゴロゴロする人は、乳糖を分解できない「乳糖不耐症」です。80％乳糖が分解された「アカディ」（雪印メグミルク）などラクトースフリー食品なら安心。

オリゴ糖		乳糖（ラクトース）	果糖（フルクトース）	ポリオール
ガラクトオリゴ糖	フルクタン			

□ヨーグルト

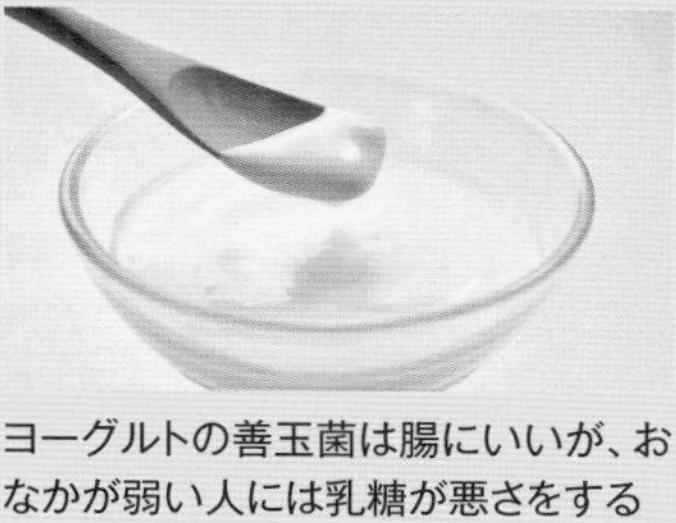

ヨーグルトの善玉菌は腸にいいが、おなかが弱い人には乳糖が悪さをする

□クリームチーズ

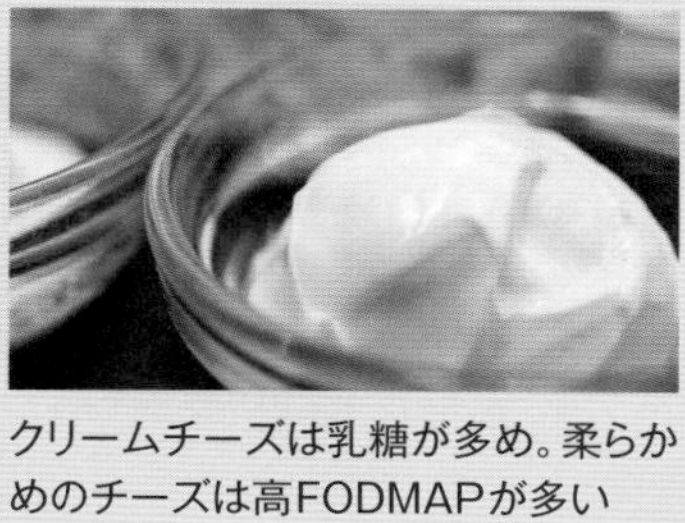

クリームチーズは乳糖が多め。柔らかめのチーズは高FODMAPが多い

□生クリーム　□プロセスチーズ　□カッテージチーズ

とうもろこしはNGでも、こちらはOK

ポップコーン

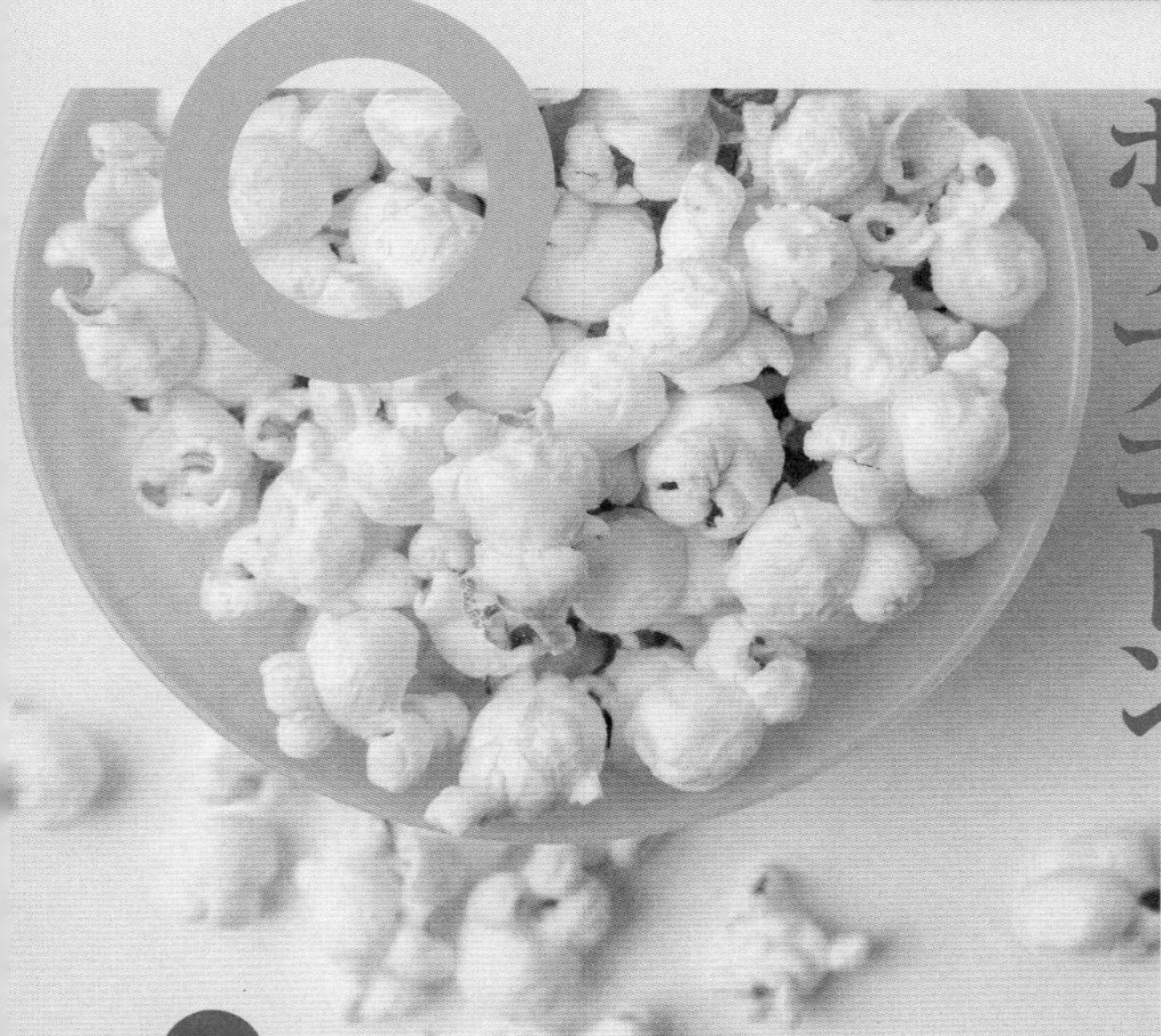

DATA

目安量（正味量）：1袋50g
エネルギー：242kcal
避けたいFODMAP：なし

オリゴ糖		乳糖（ラクトース）	果糖（フルクトース）	ポリオール
ガラクトオリゴ糖	フルクタン			

FODMAPメモ

とうもろこしはポリオールが多くNGですが、ポップコーンはOK。ほかにおすすめは、硬いチーズ、グルテンフリーのクラッカー、ライスケーキなど。

□せんべい

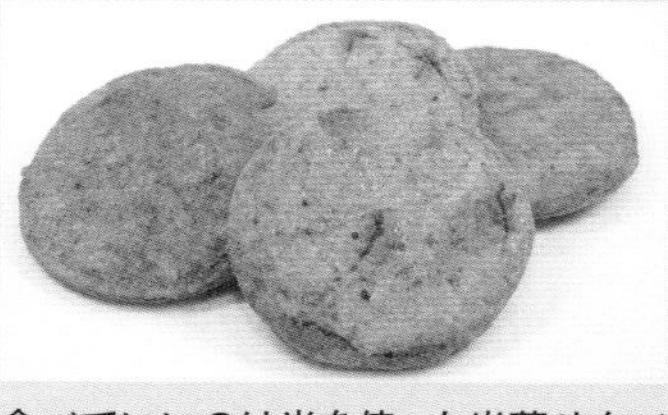

食べていいのは米を使った米菓せんべい。小麦、でん粉原料のせんべいはNG

ケーキ
小麦も乳製品もたっぷり

DATA

目安量（正味量）：110g（果実なし）
エネルギー：360kcal
避けたいFODMAP：フルクタン

FODMAPメモ

スポンジ部分は小麦からつくられるため、フルクタンに要注意。また、生クリームをたっぷり使っているものは、乳糖が多く含まれています。

オリゴ糖		乳糖（ラクトース）	果糖（フルクトース）	ポリオール
ガラクトオリゴ糖	フルクタン			

□アイスクリーム

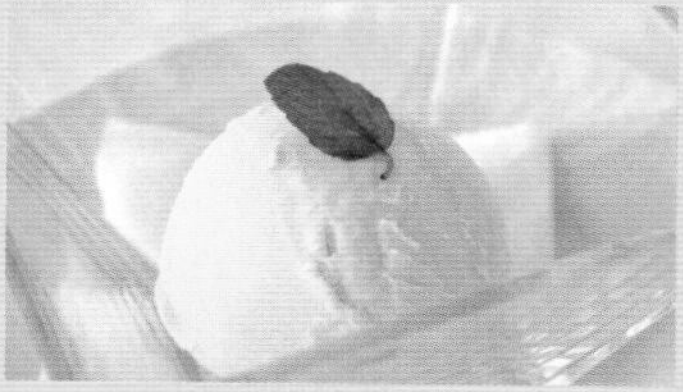

高脂肪のものは乳糖が多く含まれるので注意が必要

□ミルクチョコレート

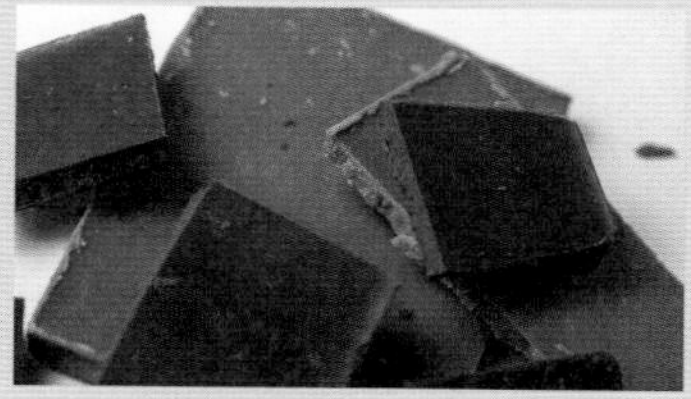

カカオは FODMAPは含まないが、ミルクが多いチョコは乳糖に注意

□プリン　□ワッフル／クッキー

緑茶

水と緑茶は何杯飲んでも問題ない

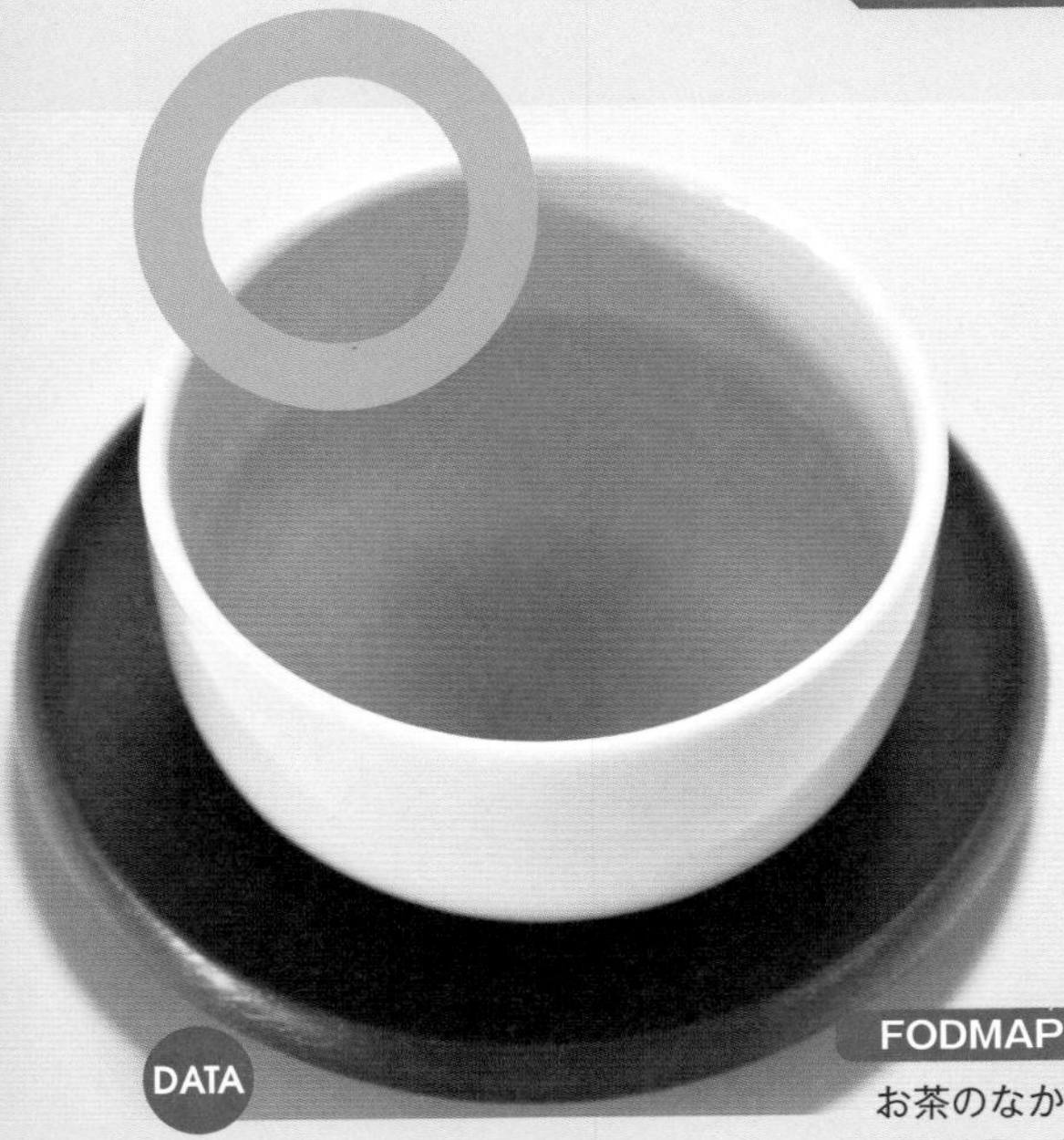

DATA

目安量（正味量）：カップ1杯100ml
エネルギー：2kcal
避けたいFODMAP：なし

FODMAPメモ

お茶のなかでは緑茶がもっとも低FODMAP。カフェインのとりすぎには注意。また安心して飲めるのは水。もの足りないときは、レモンやライムなど低FODMAPの果汁を絞って。

オリゴ糖		乳糖（ラクトース）	果糖（フルクトース）	ポリオール
ガラクトオリゴ糖	フルクタン			

□紅茶

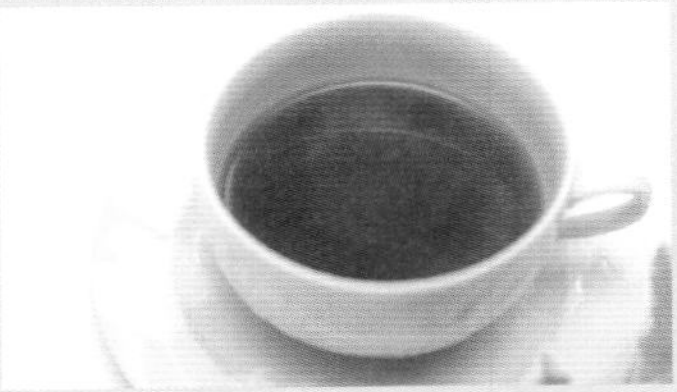

250mlでフルクタンがNG量になるので1日1杯まで

□コーヒー

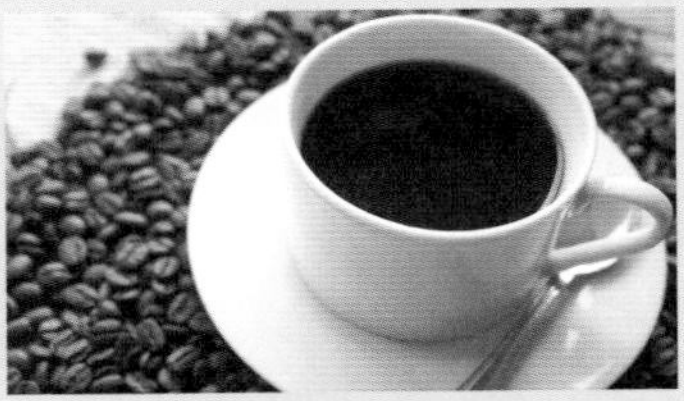

コーヒーの食物繊維に発酵性があり、腸への刺激にもなるので1日1杯まで

□ココア
□水、ミネラルウォーター
□アーモンドミルク
□ルイボスティー

ウーロン茶

お茶は安心そうに見えて注意が必要

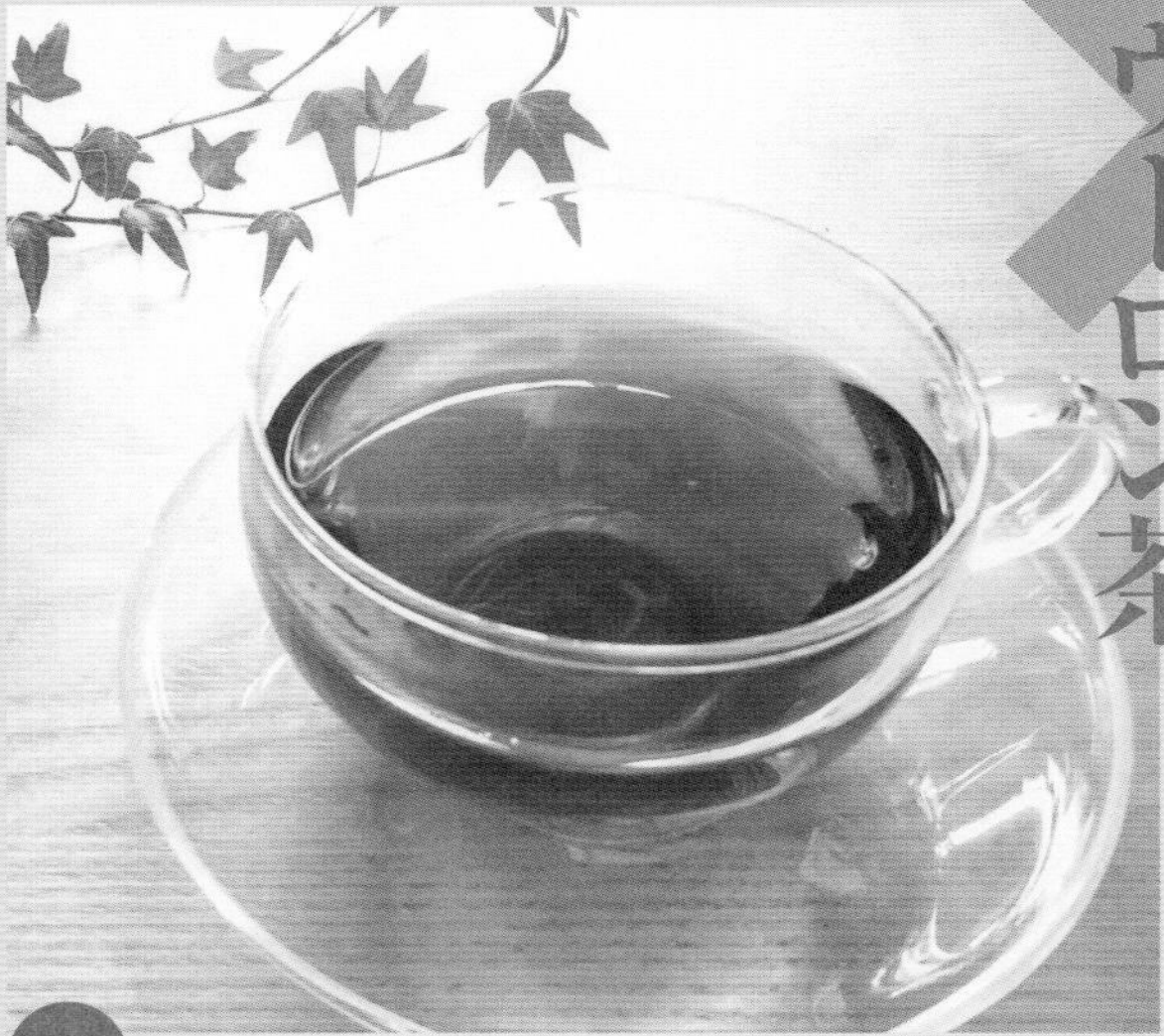

DATA

目安量（正味量）：カップ1杯100ml
エネルギー：0kcal
避けたいFODMAP：フルクタン（180mlで許容量を超える）

オリゴ糖		乳糖（ラクトース）	果糖（フルクトース）	ポリオール
ガラクトオリゴ糖	フルクタン			

FODMAPメモ

糖質を含まなそうに思えるお茶ですが、ウーロン茶、ハーブティー、たんぽぽ茶、チャイ、カモミールティーはフルクタンが多い。おなかの弱い人は避けましょう。

□ハーブティー（強いもの）

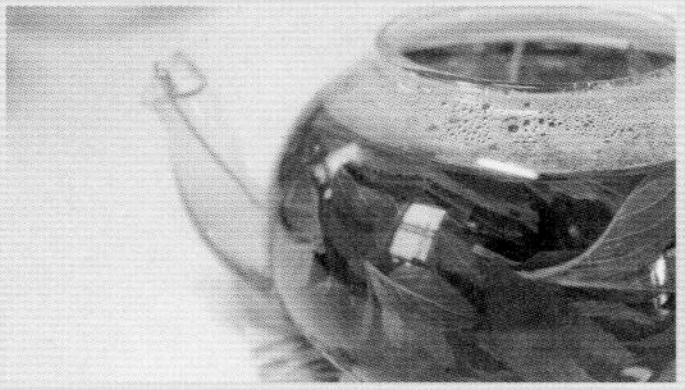

100mlでもフルクタンが多い

□レモネード（加糖）　□エナジードリンク　□麦芽コーヒー
□シリアルコーヒー（穀物飲料）　□カモミールティー

ビール

麦芽からつくられても安心して飲めるアルコール

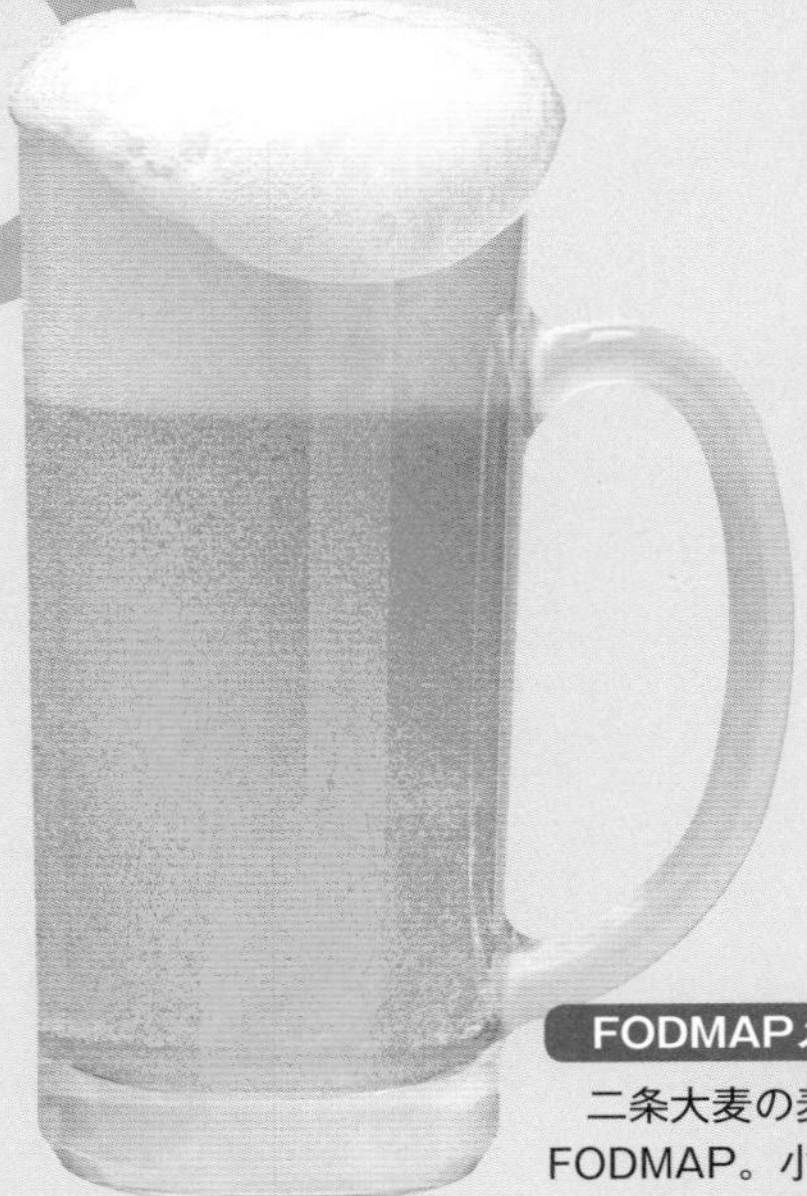

DATA

目安量（正味量）：
コップ1杯200ml
エネルギー：81kcal
避けたいFODMAP：なし

FODMAPメモ

二条大麦の麦芽を使うビールは低FODMAP。小麦原料のビールもありますが、精製過程で少量しか残らないため問題ありません。アルコールの飲みすぎは腸管の過敏性を誘発するので、飲むなら食事と一緒に。

オリゴ糖		乳糖（ラクトース）	果糖（フルクトース）	ポリオール
ガラクトオリゴ糖	フルクタン			

□ウイスキー

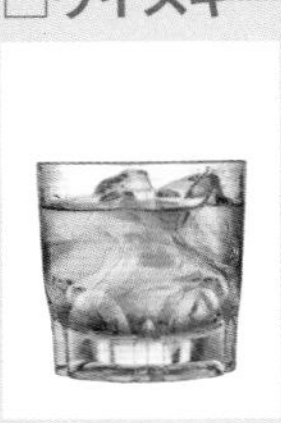

ウイスキー、ブランデー、焼酎などの蒸留酒は、ライ麦・小麦が原料でも低FODMAP

□甘くないワイン・スパークリングワイン

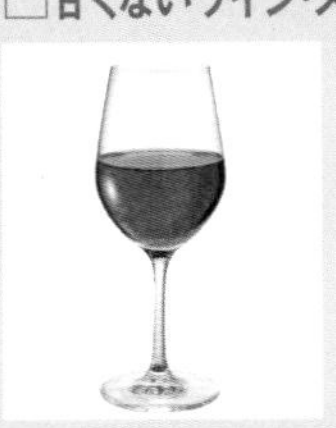

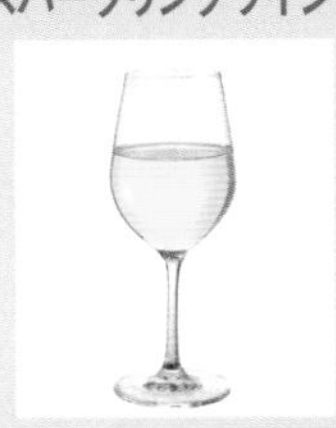

甘みの強いワイン・スパークリングワインは避けて、ドライなワインを選ぶ

□ジン
□ウォッカ
□ブランデー
□日本酒

ラム酒

サトウキビが原料で果糖がたっぷり

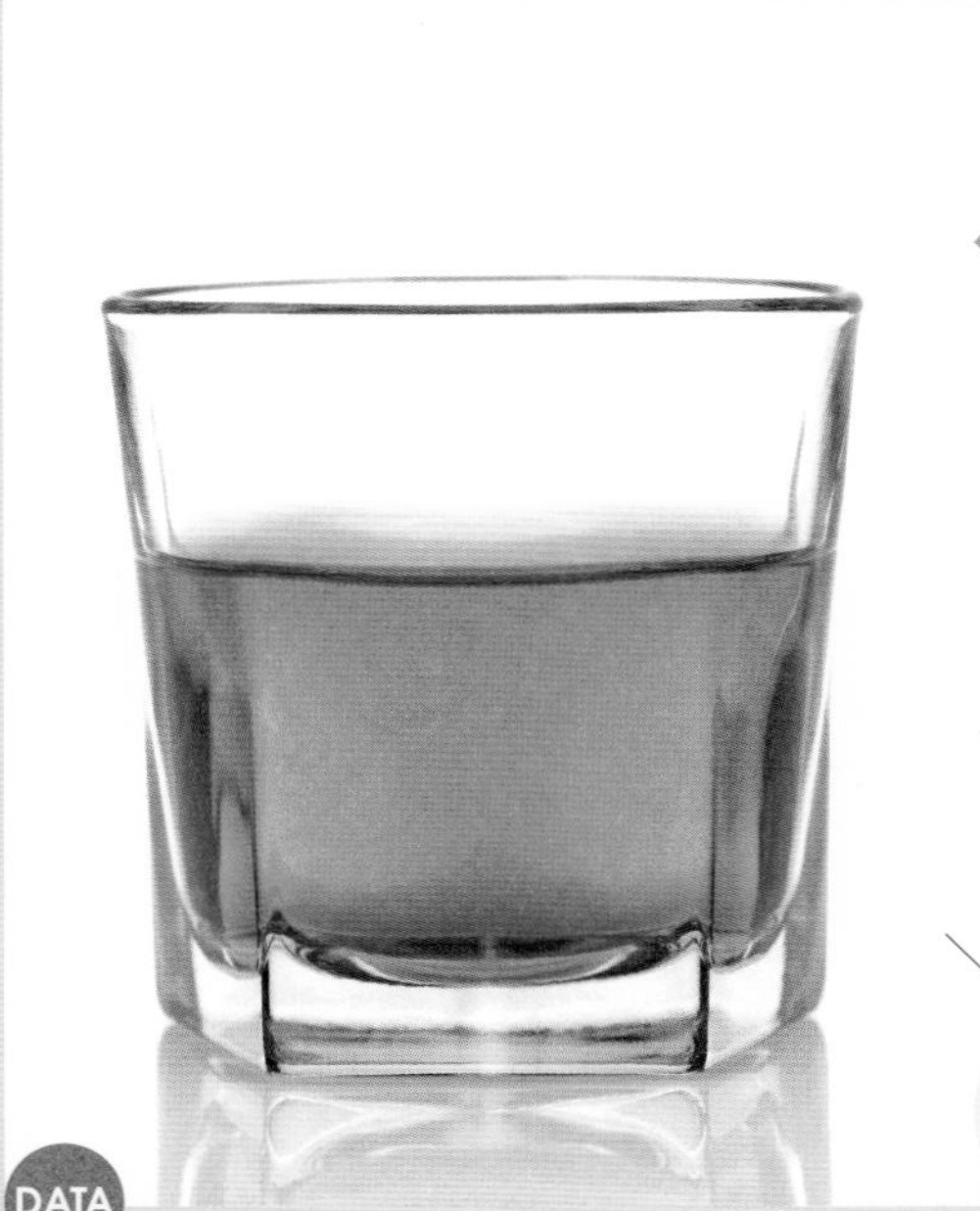

＼これもNG!／

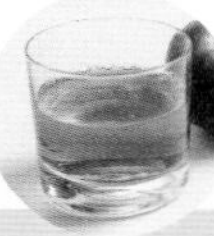

シードル

DATA

目安量（正味量）： シングル1杯30ml
エネルギー：70kcal
避けたいFODMAP：避けたいFODMAP:果糖（10mlでNG量）

オリゴ糖		乳糖（ラクトース）	果糖（フルクトース）	ポリオール
ガラクトオリゴ糖	フルクタン			

FODMAPメモ

ラム酒はサトウキビを原料としたお酒で、糖質のかたまりのようなもの。果糖が過剰に含まれているので避けたいお酒。りんごが原料のシードルや、桃、すいか、グレープフルーツなど高FODMAPな果物を使ったカクテルもNG。

□甘いワイン
□甘いスパークリングワイン　甘みの強いワインやスパークリングワイン、デザートワインやポートワインなどは果糖が多い

○

マヨネーズ

FODMAPを含まない安心な調味料

DATA

目安量（正味量）： 大さじ1杯12g
エネルギー：85kcal
避けたいFODMAP：なし

FODMAPメモ

カロリーが高めなマヨネーズですが、通常のタイプもローファットも低FODMAP。油脂や一般的な調味料の多くは、使う量さえ気をつければ問題ありません。

オリゴ糖		乳糖（ラクトース）	果糖（フルクトース）	ポリオール
ガラクトオリゴ糖	フルクタン			

□バター

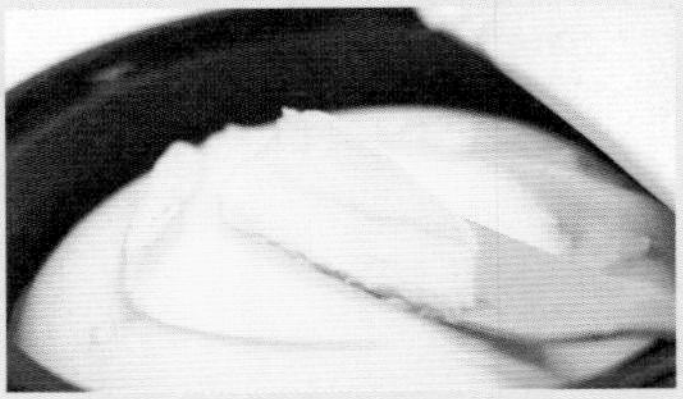

乳脂肪だけを固めたバターは、乳糖をほとんど含まないためOK食品

□マーガリン

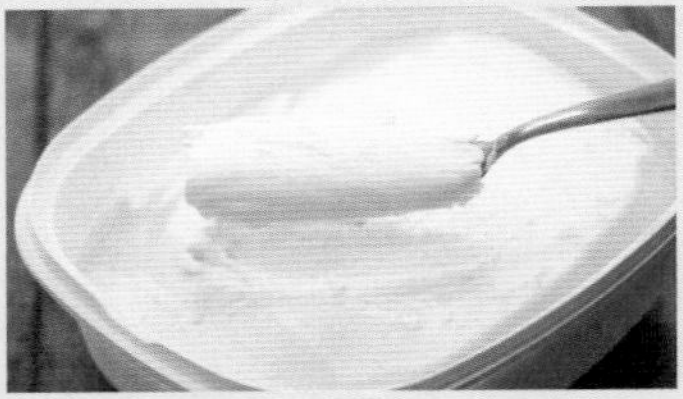

植物性油脂を練り上げたマーガリンは、牛乳を含まないものがOK

□ココナッツオイル
□キャノーラ油
□オリーブオイル

トマトケチャップ

添加物のコーンシロップがおなかの敵

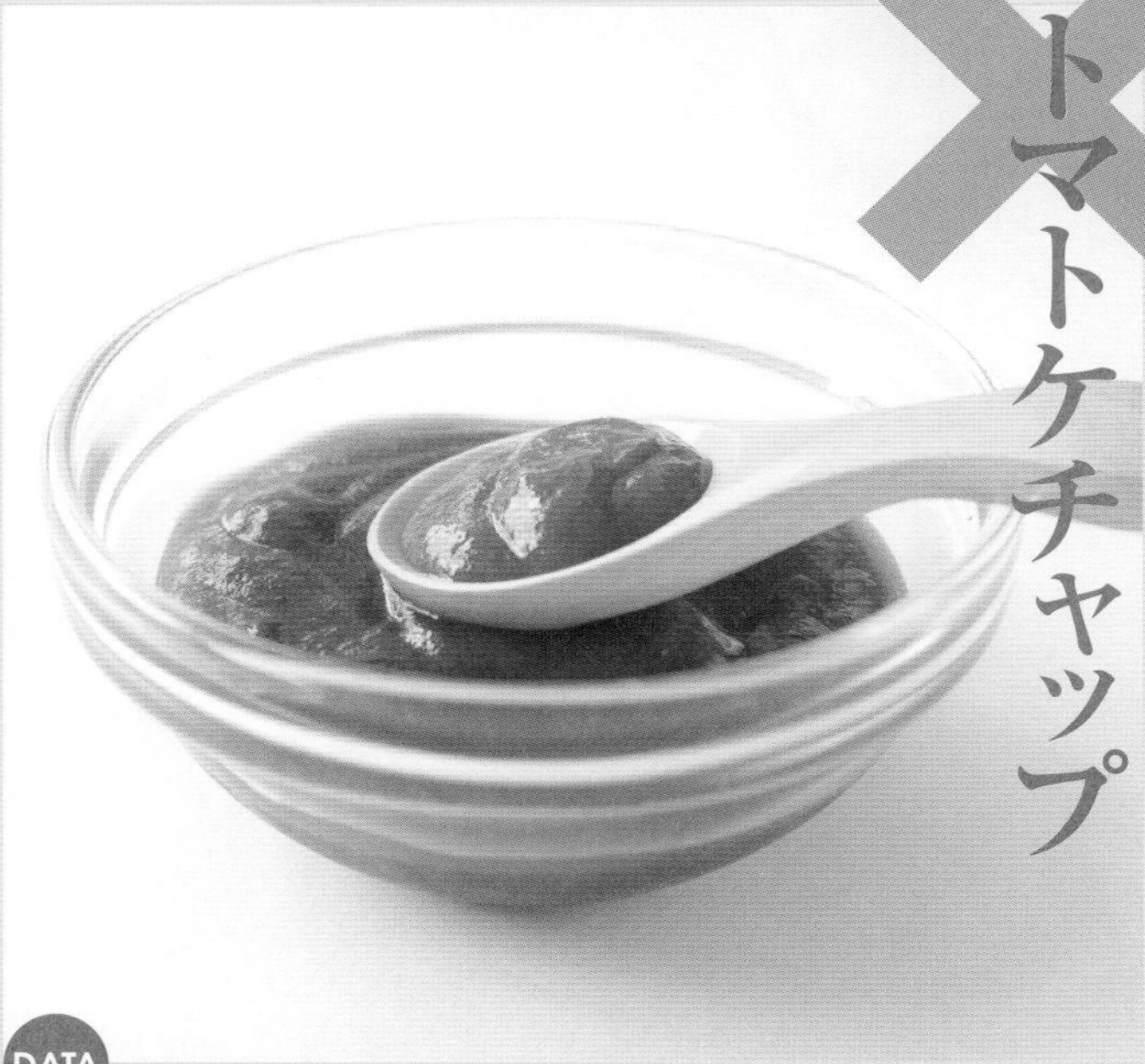

DATA

目安量（正味量）：大さじ1杯15g
エネルギー：18kcal
避けたいFODMAP：フルクタン（20gで許容量を超える）

オリゴ糖		乳糖（ラクトース）	果糖（フルクトース）	ポリオール
ガラクトオリゴ糖	フルクタン			

FODMAPメモ

トマトは低FODMAP食材ですが、ケチャップになると果糖が多いコーンシロップが添加されているので高FODMAPになります。要注意とされる調味料は、ソースやドレッシングなどに使用されていることもあるため、食品ラベルで原材料を確認してください。

□砂糖

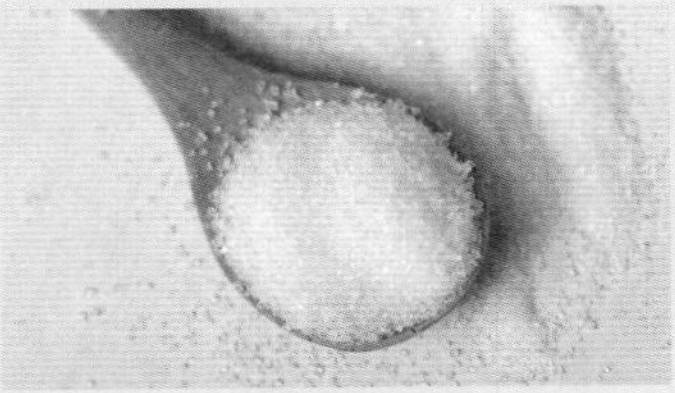

上白糖、粉砂糖、粗糖、テーブルシュガー、ブラウンシュガーなどは問題ない

□米酢

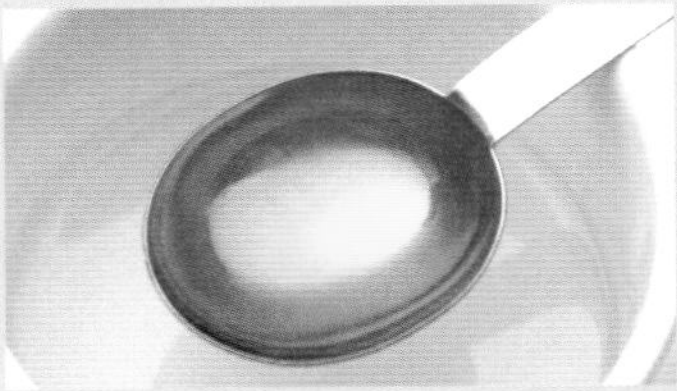

赤ワインビネガーやりんご酢も低FODMAP食品

□しょうゆ

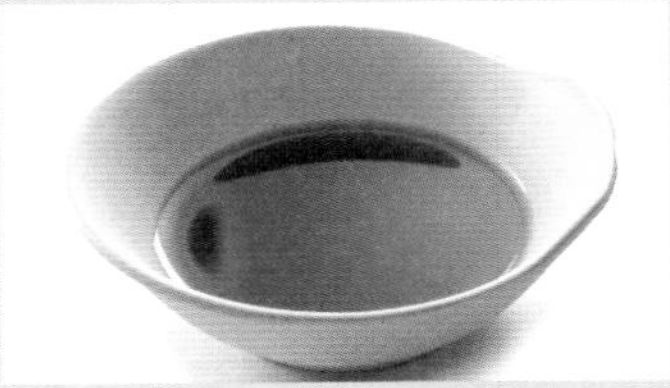

大豆からつくられるが、製造過程で低FODMAPになるため問題ない

□味噌

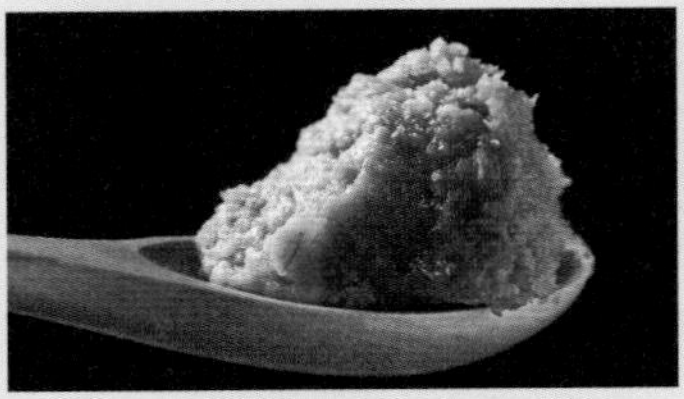

しょうゆ同様問題ないが、75gでフルクタンが許容量を超えるので注意

□トマトソース

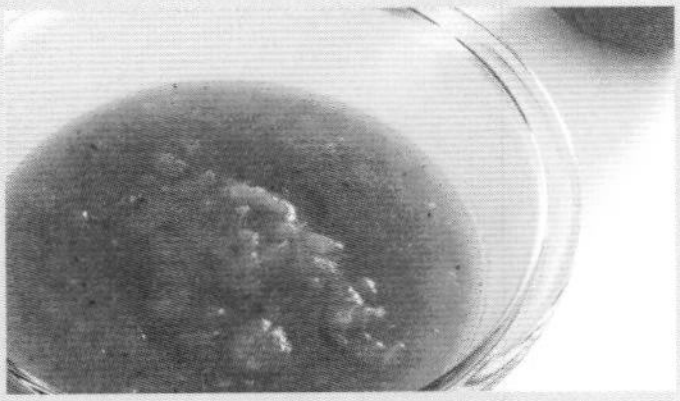

高FODMAPの添加物や玉ねぎ、にんにくが入っていないものは使える

□カレー粉

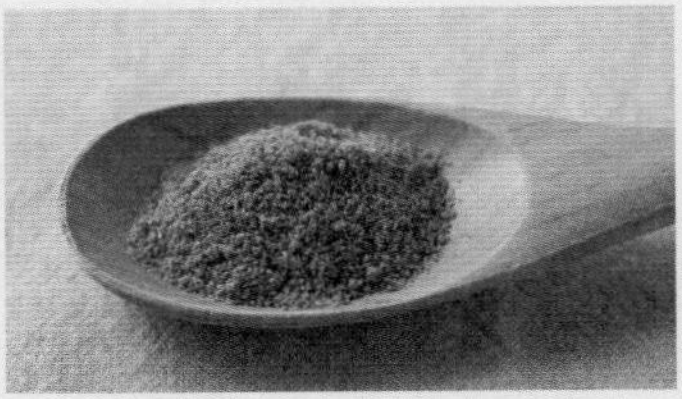

カレー粉はOKだが、カレーやシチューのルーは小麦粉が含まれるのでNG

□オイスターソース
□マスタード
□ミントソース
□ターメリック
□メープルシロップ

□ウスターソース
□ピーナッツバター
□チリパウダー
□シナモン
□魚醤

はちみつ

お菓子などにも含まれているので要チェック

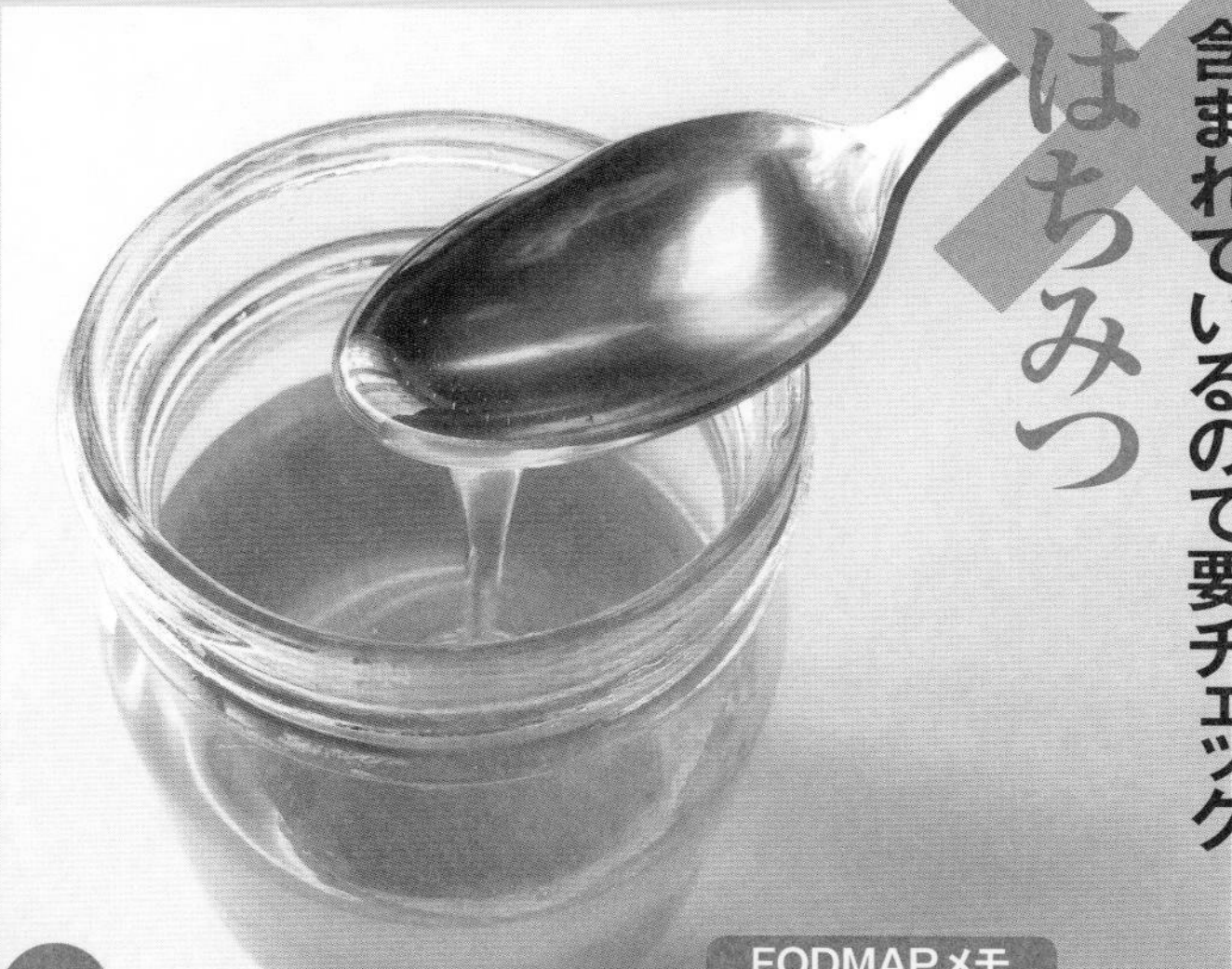

DATA

目安量（正味量）：大さじ1杯21g
エネルギー：64kcal
避けたいFODMAP：果糖（14gで許容量を超える）

FODMAPメモ

はちみつやマーマレード、ブルーベリージャムは果糖が多い。ジャム系は、果糖の多いコーンシロップが添加されていることが多いので高FODMAPになります。

オリゴ糖		乳糖（ラクトース）	果糖（フルクトース）	ポリオール
ガラクトオリゴ糖	フルクタン			

□クリーム系のパスタソース

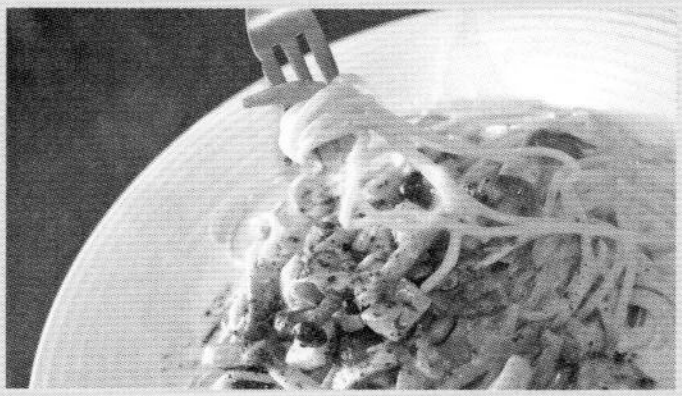

乳糖とガラクトオリゴ糖が入っているのでNG

□バルサミコ酢

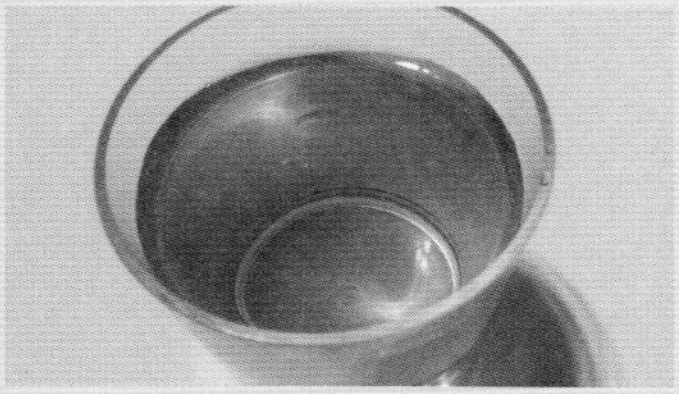

果糖が多いので21gまでに

□固形スープの素　□オリゴ糖　□バーベキューソース
□コーンシロップ（果糖ブドウ糖液糖としてジュースに入っている）
□ソルビトール、キシリトールなどの甘味料　□ブイヨン

食品ラベルを見て低FODMAPかを確認する

生鮮食品は食材そのものを見れば、低FODMAP食品かどうかがわかります。加工食品になるとそうはいきませんが、買うときに裏面のラベルを見れば、FODMAPが含まれているかどうか、含まれている場合はどのくらいの量が含まれているのかが確認できます。

チェックのポイントは、原材料表示の順番です。原材料表示には決まりがあって、いちばん多く含まれているものから順番に表示されています。**敵となるFODMAPが問題を起こすほどの量が含まれているかどうかは、ラベルの最初のほうに書かれているか、最後のほうに書かれているかでわかります。**

左ページの購入をおすすめできない食品ラベル例を見て、購入するときの参考にしてください。ほかにも原材料名に、玉ねぎ、オニオンパウダー、エシャロットなどがあれば避けるようにしましょう。

〈例1　アーモンド飲料〉

●名称：アーモンド飲料
●原材料名：アーモンドペースト、砂糖、食物繊維（イヌリン）、果糖ブドウ糖液糖、はちみつ、植物油脂、食塩、アーモンドオイル加工品、香料、乳化剤、ビタミンE
●内容量：200ml

このラベルで注意すべきなのは3つの原材料。
「果糖ブドウ糖液糖＊」は4番目に記載されているので、4番目に多く含まれています。これは、コーンシロップのことで、果糖（フルクトース）を多く含んでいるため、果糖に反応してしまう人には向きません。

FODMAPではありませんが、3番目に記載されている水溶性の「食物繊維（イヌリン）」も要注意。小腸では吸収されないのでおなかの不調を起こす原因になります。イヌリンはビフィズス菌を増やして腸内環境を改善する目的で、ヨーグルトや清涼飲料水などに入っています。

5番目に記載されている「はちみつ」も、果糖（フルクトース）が豊富なので避けたい原材料。

〈例2　ノンシュガーのあめ〉

●名称：キャンディ
●原材料名：還元水あめ、ペパーミント抽出物粉末、ハーブエキス、香料、甘味料（キシリトール）、クチナシ色素
●内容量：80g（個装紙込み）

このラベルで気をつけたいのは、5番目に記載されている「甘味料（キシリトール）」。順番から見ても後ろのほうなので、補助的に少しだけ使用されていることがわかります。しかし、虫歯菌のエサになりづらいと配合されているキシリトールはポリオールのひとつです。少量では問題はありませんが、食べすぎるとおなかがゆるくなるなど不調を起こします。

＊ブドウ糖果糖液糖（果糖の含有率が50％以下のもの）であれば問題ありません。

低FODMAP食、糖質制限食、グルテンフリーで迷わない

繰り返し登場する「低ＦＯＤＭＡＰ食」「糖質制限食」「グルテンフリー」の違いを整理できていますか。ごちゃごちゃになってしまっている方は、ここで一度スッキリしてください。

「糖質」といえば、すぐに「糖質制限食」が思い浮かぶほど、糖質制限は広く浸透しました。**「糖質制限食」は、すべての糖質の摂取量を抑えて、ダイエットや生活習慣病の予防、糖尿病の改善ができると期待**されていて、多くの人が実行しています。

この本でおすすめしている「低ＦＯＤＭＡＰ食」は、同じ糖質でも「発酵性のある小腸で吸収されにくい糖質だけ」を制限する食事法です。正しく実行すれば、副作用もまったくありません。

通常、糖質はブドウ糖に分解・吸収されて全身へ運ばれエネルギーとして働

きます。しかし消化酵素で分解されないオリゴ糖（ガラクトオリゴ糖・フルクタン）、乳糖、果糖、ポリオール（この４種類がＦＯＤＭＡＰ）は小腸で吸収されにくいため大腸に届いてしまいます。これらが過剰な短鎖脂肪酸をつくりやすい腸内細菌（ラクトバチラス・ヴァイヨネラ）を持っていることが多い過敏性腸症候群の人では、腹痛や下痢、ガスなどのおなかの不調を引き起こすことがわかっています。

糖質の分類について詳しく知る必要はありませんが、何がどこに位置するのか知りたいときは「糖質の分類表」（１０４ページ）が参考になります。

次に、「グルテンフリー」ですが、こちらは麦を使ったもの全般をとらない方法です。グルテンとは、小麦をはじめ大麦、ライ麦などにも含まれているタンパク質の一種で、**セリアック病の人がとると免疫系を過剰に刺激して、小腸粘膜を傷つけてしまいます**。その結果、腹痛や下痢、うつ病などの症状が出て、大変苦しい思いをします。

セリアック病の患者さんは、麦全般は一生完全に食べられません。カレーやシチューのルーなどにも小麦粉が使われているため、食事にはよく気をつける必要があります。しかし、過敏性腸症候群やＳＩＢＯの人はセリアック病ではないので、完全に排除する必要はありません。フルクタンがダメな人でも少量なら食べられます（除去期は除く）。

最近は日本でもグルテンフリーの食品が販売されるようになりました。セリアック病の患者さんはもちろん、低ＦＯＤＭＡＰ食を実践する人にも、不調の元となる麦が除去されているので安心して食べることができます。

ただし、グルテンフリー食だからといって、すべて大丈夫ではありません。高ＦＯＤＭＡＰ食品である豆類やりんご、なしなどで味付けしているグルテンフリー食もあるからです。

低ＦＯＤＭＡＰ食とグルテンフリー食の違いは、制限しているものの違いです。低ＦＯＤＭＡＰ食は小麦のフルクタン（糖質）を、グルテンフリー食は小麦のグルテン（タンパク質）を完全に除去したもの、とおぼえてください。

小麦に含まれるフルクタンをはじめとする、発酵性のある4種類の糖質を避ける食事法

対象 ＼ 食品	低FODMAP食	糖質制限	グルテンフリー
対象	おなかの弱い人、過敏性腸症候群やSIBOの人	ダイエットしたい人や血糖値を下げたい人	セリアック病の人
米	○	×	○
小麦	×	×	×
うどん	×	×	×
そば	○（小麦が入っていない十割そば）	○	○（小麦が入っていない十割そば）
豆	×	○	○
にんじん	○	×	○

パンやごはん、うどんなどの穀類に多く含まれている炭水化物の糖質全般を控える食事

小麦に含まれるタンパク質・グルテンを完全に避ける食事

ひと目でわかる分類表

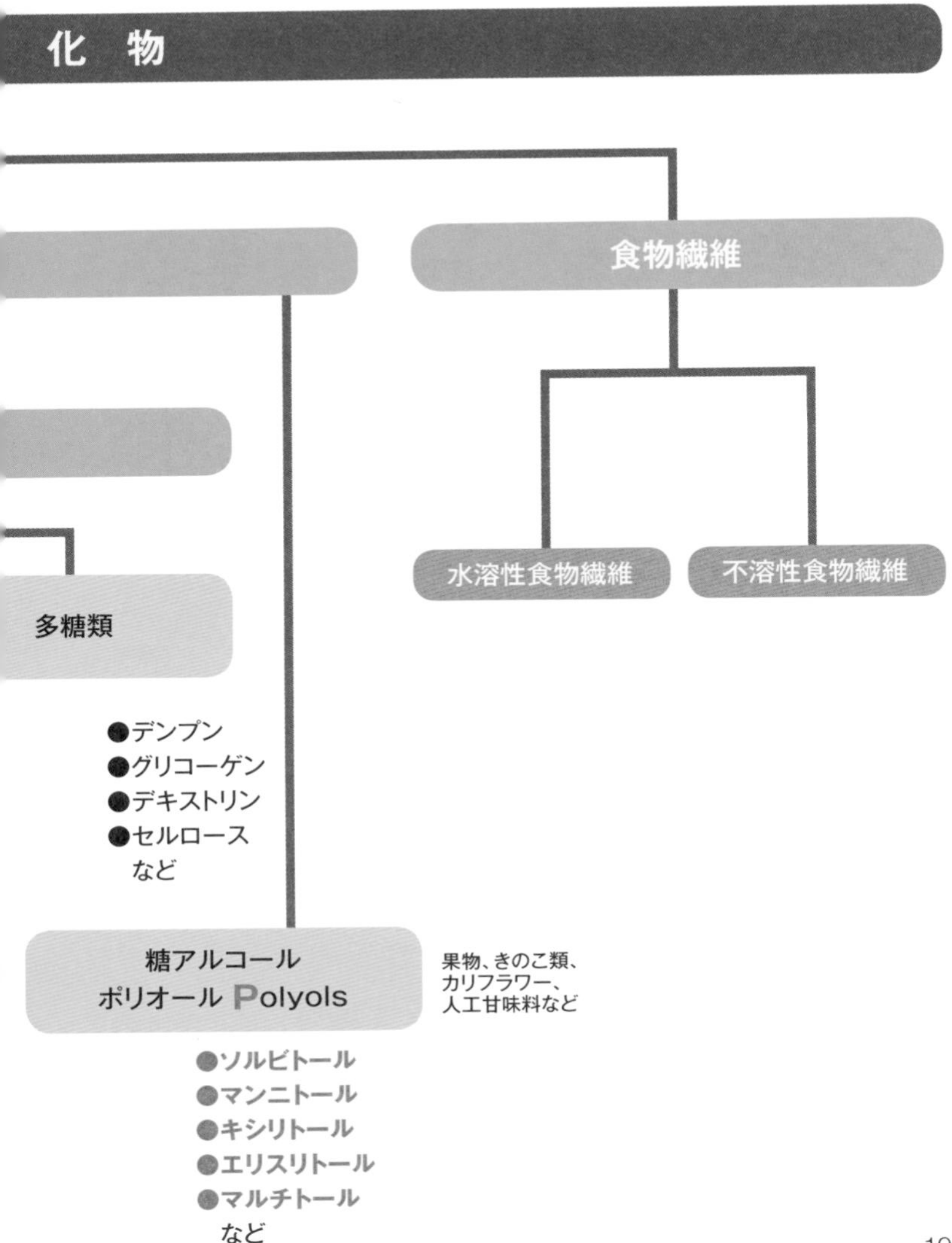
化　物
食物繊維
水溶性食物繊維
不溶性食物繊維
多糖類
●デンプン
●グリコーゲン
●デキストリン
●セルロース
など
糖アルコール
ポリオール Polyols
果物、きのこ類、
カリフラワー、
人工甘味料など
●ソルビトール
●マンニトール
●キシリトール
●エリスリトール
●マルチトール
など

糖質とFODMAPが

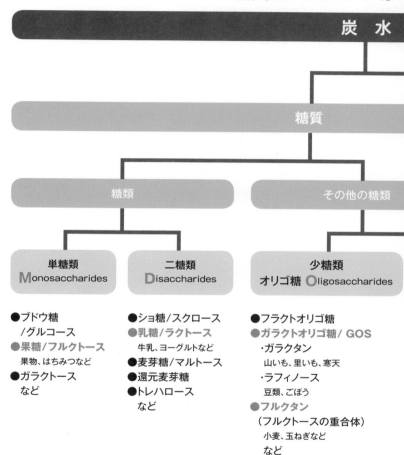

炭　水

糖質

糖類

その他の糖類

単糖類
Monosaccharides

二糖類
Disaccharides

少糖類
オリゴ糖 Oligosaccharides

●ブドウ糖
/グルコース
●**果糖/フルクトース**
果物、はちみつなど
●ガラクトース
など

●ショ糖/スクロース
●**乳糖/ラクトース**
牛乳、ヨーグルトなど
●麦芽糖/マルトース
●還元麦芽糖
●トレハロース
など

●フラクトオリゴ糖
●**ガラクトオリゴ糖/ GOS**
・ガラクタン
山いも、里いも、寒天
・ラフィノース
豆類、ごぼう
●**フルクタン**
（フルクトースの重合体）
小麦、玉ねぎなど
など

Column
コラム

うっかりFODMAPを食べたときの対処法

必ずおさまるのであわてないこと。座ってできる簡単な運動も効果あり

気をつけていても、うっかり高FODMAP食品をとってしまうこともあるでしょう。もし食べてしまったとしても、症状は必ず1日から数日でおさまります。FODMAPは食べる量が肝心で、セリアック病とは違い、命にかかわることはありません。明日が休みなら、覚悟を決めて食べるということもできます。

そして、FODMAPを食べて不調になった場合は、少しでも早く快復するために、おなかを温める、ウエストをベルトなどで締め付けないようにする、ぬるめの風呂に入る、睡眠をとるなど、リラックスできる環境で過ごしましょう。

また、FODMAPを食べておなかがぎゅるると鳴って困るという場合の対処法もお教えします。そもそも、なぜおなかが鳴るのかというと、大腸で発生したガスが1カ所にたまってしまい、そのガスが動いたときにおなかが鳴るのです。

おなかが鳴るのを防ぎたいときは、イスに座ったまま20～30分に一度腰をひねります。ガスが1カ所にたまらないように送ってあげることで、音が鳴りにくくなるのです。やり方は、135ページの「腸ひねり」を参照してください。

PART3

低FODMAP食事法の基本とコツ

問題のある糖質を制限する低FODMAP食とは？

私たちが毎日何気なく食べている食品には、発酵性で小腸で吸収されづらい「ＦＯＤＭＡＰ」が入っています。それも、高ＦＯＤＭＡＰ食品の代表は、小麦、豆類、ヨーグルト、りんご、きのこなど、普段「健康にいい」といわれている食品に多いことに驚いたことでしょう。

過敏性腸症候群やおなかの弱い人がＦＯＤＭＡＰをとると、ＦＯＤＭＡＰは小腸ではほとんど吸収されないため、小腸内のＦＯＤＭＡＰ濃度が高まります。すると、浸透圧の関係でＦＯＤＭＡＰ濃度を薄めようと大量の水分が血管の中から小腸内に引き込まれ、下痢につながります。

さらに、吸収されないＦＯＤＭＡＰはそのまま小腸から大腸に送られます。大腸内には膨大な腸内細菌が存在しているので、発酵しやすいＦＯＤＭＡＰを細菌が急速かつ過剰に発酵させて大量のガスを発生させます。そのガスが排出されずにたまってしまい、腹痛につながるというわけです。

これからご紹介する**「低FODMAP食」は、過敏性腸症候群の症状を3週間で75%改善する食事法です。**オーストラリアのモナッシュ大学で開発され、権威あるアメリカの消化器病学会の機関誌である「Gastroenterology」にもその有効性が報告されています。

低FODMAP食は、今では欧米では、当たり前のように実践されている食事法です。単におなかの調子がよくないという人だけでなく、**過剰なガスで困っている人、潰瘍性大腸炎やクローン病、セリアック病などの人たちの治療にも役立っています。**

私の患者さんに、低FODMAP食について解説し指導を行ったところ、食事療法だけでこれまで何をやってもよくならなかった難治性の下痢がとまり非常に感謝されました。

あなたが長年抱えているおなかの不調も、きっと低FODMAP食で改善されるでしょう。自宅で行うそのやり方とコツをお教えします。

約8割の人に効果がある基本の「低FODMAP食」の始め方

ＦＯＤＭＡＰを避けた食事「低ＦＯＤＭＡＰ食」を３週間続けると、過敏性腸症候群の人の約８割で胃腸の調子が快復します。この食事法を始める、３つのステップを説明します。その間、おなかの調子をよく観察して、おなかの張りや痛みなどをメモしておくと、振り返りもしやすく３週間続けることができるでしょう。１４０ページからの「食事日誌」を活用してください。

ステップ1 除去期

3週間、高FODMAPをすべてやめ、低FODMAPをとる

まずは3週間、高ＦＯＤＭＡＰ食品を徹底的にすべて中止します。56ページからの食品ガイドを見て、どの食品をやめてどれを選べばいいのか確認してください。食べてもいいのは低ＦＯＤＭＡＰ食品のみです。ＮＧ食品と書いてあ

るものは完全に排除してください。高FODMAP食品を3週間やめると、おなかの張りや痛み、ゴロゴロするなどの不快な症状が消えて、「おなかの声」がよく聞こえるようになります。3週間NG食品を中止しておくことで、チャレンジ期に自分のおなかに合わない食事が入ってきたとき、よりはっきり症状がわかるようになります。おなかの不調を鎮めて穏やかな状態にするには、最低でも3週間は必要です。

3週間、高FODMAPを避ける際に気をつけたいポイントがあります。

ポイント❶　玉ねぎとにんにくに要注意

高FODMAP食品のなかでも、ほんの少量でも影響が出やすい食材です。加工食品の原材料表もチェックしましょう。

ポイント❷　果物の食べすぎに注意

ほとんどの果物は果糖が含まれているので、低FODMAPとされていても、食べすぎは禁物です。

ポイント❸　飲みものは普通の「水」が腸には最適

飲みものは、普通の水がもっとも適しています。

野菜ジュースは、市販のものには玉ねぎが入っていることが多いので、低FODMAP野菜の自家製ジュースがおすすめです。

緑茶、紅茶、ココアは大丈夫です。ウーロン茶やハーブティーはフルクタンが多め。スポーツドリンクには甘味料として果糖が使われているものもあります。ビールやウイスキー、ウォッカ、ジンなどの蒸留酒、日本酒、甘くないワインはOK。果糖が多いラム酒、シェリー酒、甘いワインは避けましょう。

ポイント❹ スパイスやハーブで料理にアクセントを

カレー粉やしょうがが、マスタード、バジルなど、低FODMAPのスパイスやハーブを上手に活用して飽きないようにしましょう。

ポイント❺ 間食は硬いチーズか果物

小腹がすいたときは、76・78ページでOKとされている果物や、硬いチーズか熟成したチーズがいいでしょう。量を守ればナッツ類でもOKです。

ステップ2 チャレンジ期

FODMAPをひとつずつ試して合うか合わないかを判定する

次のステップです。ステップ1の低FODMAP食を続けながら、4週目からは、FODMAP食品を1種類ずつ試して、腸からのメッセージを聴く「傾腸」をしていきます。順番としては、オリゴ糖のフルクタン→オリゴ糖のガラクトオリゴ糖→乳糖（ラクトース）→果糖（フルクトース）→ポリオールの順に試していきます。途中で合わないものが出てきても、最後まで続けてください。こうして、自分の腸の敵は何なのかを見きわめるのです。

もし、チャレンジしたFODMAPで不調があらわれなかったとしても、最後のポリオールチャレンジが終わるまで、食べ始めないでください。

◉1週目　発酵性のオリゴ糖「フルクタン」を試す

小麦製の8枚切りパン1枚またはにんにく1片を、1週間毎日食べて、傾腸します。おなかの症状が出たら一旦中止し、快復したら半量でもう一度試します。それでも症状が出たら、試していない食品でも同様に試します。

週の最後に玉ねぎ1／4個を試してみます。おなかの症状が出たら一旦中止し、快復したら半量でもう一度試します。それでもおなかの症状が出たら、フルクタンは合わないと判断します。

◉2週目　発酵性のオリゴ糖「ガラクトオリゴ糖」を試す

レンズ豆、ひよこ豆、いんげんのどれか1／2カップを1週間毎日食べて傾腸します。おなかの症状が出たら、ガラクトオリゴ糖は合わないと判断します。

◉3週目　発酵性の二糖類「乳糖（ラクトース）」を試す

牛乳（全脂肪乳）1／2〜1カップ、またはヨーグルト（全乳または低脂肪）170グラムを1週間毎日食べて傾腸します。おなかの症状が出たら一旦中止し、快復したら半量でもう一度試します。それでも症状が出たら、試していない食品でも同様に試します。それでも症状が出たら、乳糖は合わないと判断します。

◉4週目　発酵性の単糖類「果糖（フルクトース）」を試す

はちみつ小さじ1を1週間毎日食べて傾腸します。おなかの症状が出たら一旦中止し、快復したら半量でもう一度試します。それでも症状が出たら、果糖は合わないと判断します。

◉5週目　発酵性のポリオールを試す

桃、生のあんず、またはきのこ類1／2カップを1週間毎日食べて傾腸します。症状が出たら、ポリオールは合わないと判断します。

高FODMAPを試す際に守ってほしいポイントがあります。

❶1週間に1種類のFODMAPを試すこと
❷試す量は指示どおりの量か、普段とっている1回分の食事と同じにすること
❸ひとつのFODMAPを試すときは、できるだけ同じ食品で試すこと
❹おなかの状態はどうか、症状が出たか、便の状態などをメモしておく
❺合わないものが出てくることを考えると、夕食がおすすめ

ステップ3　チェック期

自分の体質に合う食品、合わない食品を選んだ食生活を送る

ステップ2で自分の体質に合わないFODMAPが特定できたら、そのFODMAPが入っている食品を避けた食事を続けることで不快な症状が出るのを避けることができます。

避けるべき高ガラクトオリゴ糖の食品

豆・豆製品

- □ 大豆
- □ いんげん豆
- □ ひよこ豆
- □ レンズ豆
- □ あずき
- □ 納豆
- □ 絹ごし豆腐　など

避けるべき高乳糖の食品

乳・乳製品

- □ すべての動物の乳など乳製品全般
- □ ヨーグルト
- □ アイスクリーム
- □ プリン
- □ コンデンスミルク
- □ 生クリームなどクリーム類全般
- □ ミルクチョコレート

チーズ

- □ カッテージチーズ
- □ クリームチーズ
- □ リコッタチーズ
- □ プロセスチーズ
- □ ブルーチーズ
- □ ホエイチーズ　など

避けるべき高フルクタンの食品

穀類

- □ パン
- □ パスタ
- □ シリアル
- □ ラーメン
- □ うどん
- □ クラッカー

野菜

- □ 玉ねぎ
- □ にんにく
- □ 長ねぎ
- □ エシャロット
- □ アスパラガス
- □ さやえんどう

果物・その他

- □ 柿
- □ すいか
- □ 桃
- □ ピスタチオ
- □ カシューナッツ
- □ スナック菓子
- □ 焼き菓子類　など

避けるべき高ポリオールの食品

野菜・きのこ類
- □ カリフラワー
- □ しいたけ
- □ えのき

果物
- □ 桃
- □ あんず
- □ りんご
- □ なし
- □ 西洋なし
- □ ブラックベリー
- □ ネクタリン
- □ プルーン
- □ すいか

菓子類・その他
- □ ガム
- □ ミント菓子
- □ キャンディ
- □ 「シュガーフリー」「ダイエット」「低糖質」などの表示がある食品
- □ ポリオール添加物を人工甘味料として使用しているもの　など

避けるべき高果糖の食品

果物
- □ りんご
- □ なし
- □ すいか
- □ さくらんぼ
- □ 桃
- □ いちじく
- □ ライチ
- □ マンゴー

野菜
- □ アスパラガス
- □ スナップえんどう
- □ アーティチョーク

甘味料など
- □ はちみつ
- □ 高果糖のコーンシロップ
- □ 濃縮果汁　など

簡単！ ゆるい「低FODMAP食」の取り入れ方

「低ＦＯＤＭＡＰ食」を実践してみようと思ったけど、これはなかなか面倒だと感じた方もいらっしゃるでしょう。

生活の質が下がるほどの悩みではなく、おなかの張りが少し気になる人、食後にときどき急な下痢をするような人は、これからご紹介するゆるい「低ＦＯＤＭＡＰ食」を試してみましょう。

これは、ＦＯＤＭＡＰを1種類ずつやめていく方法です。1種類のＦＯＤＭＡＰを控えた期間におなかの調子がよくなれば、それが悪さをしていたＦＯＤＭＡＰというわけですから、そのＦＯＤＭＡＰを控えた食事を続ければよいのです。

トライアル1　「フルクタン」を3週間すべてやめる

小麦製品であるパンや玉ねぎは、誰もが多くの量をとりがちのため、影響が出やすい食品です。まずは、116ページを参考に高フルクタン食品をすべてやめます。食べたものは、140ページからの食事日誌に書いておきましょう。3週間続けて不調が起きなくなったなら、フルクタンが消化できない「フルクタン不耐症」が疑われます。高フルクタンを控えた食事を続けてください。

もし、フルクタン（以降すべてのFODMAPも同様）をやめているのに、ある日また不調があらわれたら、ほかのFODMAPも合わないということです。次の敵探しを始めます。

トライアル2 「乳糖（ラクトース）」を3週間すべてやめる

次は、牛乳やヨーグルトなどの乳製品をすべてやめましょう。日本人の7割は「乳糖不耐症」です。明らかに調子がよくなった場合は、乳糖不耐症が疑われます。高乳糖食品（116ページ参照）をやめましょう。

フルクタン・乳糖をやめたにもかかわらずおなかの調子が改善しない人は、次の敵探しを始めます。

トライアル3 「ガラクトオリゴ糖」を3週間すべてやめる

次は、豆・納豆・絹ごし豆腐などの高ガラクトオリゴ糖食品（116ページ参照）をすべてやめましょう。明らかに調子がよくなった場合は、「ガラクトオリゴ糖不耐症」が疑われます。

ガラクトオリゴ糖をやめたにもかかわらずおなかの調子が改善しない人は、次の敵探しへ。

トライアル4 「果糖（フルクトース）」を3週間すべてやめる

フルクタン・乳糖・ガラクトオリゴ糖をやめてもおなかの不調が続く人は、りんごやマンゴー、アスパラガス、はちみつなどの高果糖食品（117ページ参照）をすべてやめましょう。明らかに調子がよくなった場合は、「果糖不耐症」が疑われます。日本人の4割が果糖不耐症だといわれています。

果糖をやめたにもかかわらずおなかの調子が改善しない人は、次へ。

トライアル5 「ポリオール」を3週間すべてやめる

フルクタン・乳糖・ガラクトオリゴ糖・果糖をやめてもおなかの不調が続くなら、きのこや果物などの高ポリオール食品（117ページ参照）をやめましょう。明らかに調子がよくなった場合は、「ポリオール不耐症」が疑われます。

自分に合わないものを正しく知って、その不耐症ＦＯＤＭＡＰを極力避けましょう。面倒だと思わずに、原因を突き止めて実行することで、生活の質も上がりますし、本来のパフォーマンスを発揮することができます。試験の前や大切なイベントの前、旅行先での食事にはとくに気をつけましょう。

いまは問題がなくても、食生活や食事内容によっては、おなかの不調を起こす可能性があります。日頃から意識して高ＦＯＤＭＡＰ食の摂取量を減らすよう、心がけておくのもいいでしょう。

外食は日本食がおすすめ

せっかく自分に合うFODMAPがわかっても、いつも食材を選んで自宅で調理できるとは限りません。ここまでがんばってきたのに……と後悔しないために、外食のときのポイントをおぼえておきましょう。

おすすめは日本食です。もともと**日本料理は、低FODMAP食に似ています。**主食は米、おもち、おかゆ、そばなどから選んでください。お寿司もいいですが、わさびは高FODMAP食のため、少なめにしましょう。

気をつけたいのが、インド料理やメキシコ料理です。インド料理の定番のカレー、メキシコ料理のチリコンカンやスープ、サラダは、豆と玉ねぎを多用した高FODMAP食です。

スーパーやコンビニのお惣菜を利用する場合もあるでしょう。一概にはいえませんが、商品によっては、多くの添加物が使われているものがあります。**と**

くに気をつけたいのが、乳化剤です。乳化剤は、腸内の善玉菌を減らして悪玉菌を増やし、腸の粘液層を減らしてしまいます。アイスクリームなどお菓子にもよく使われていますので、注意が必要です。

最近は、健康に気を使っているレストランが増えてきて、グルテンフリー食が用意されているお店も選べるようになってきました。とくに外資系ホテルのレストランでは、外国人の利用が多いせいか、グルテンフリーのメニューが用意されているところが多くあります。

こうしたお店では、グルテンフリー食を選べば、小麦製品が出てくることはありません。ただ、低FODMAP食＝グルテンフリーではないため、**「グルテンフリー食」＋「玉ねぎ除去」で、とお店にオーダー**すると低FODMAPにほぼ対応できるでしょう。

小麦を除去しようと、カツのパン粉やスープ、サラダについているクルトンまで取り除く必要はありません。食物アレルギーと違って低FODMAP食の制限はゆるいので、過剰に反応して除去しなくても大丈夫です。

低FODMAP食にチャレンジする前に注意したいこと

ここまで本を読んで低ＦＯＤＭＡＰ食にチャレンジしようとする場合、気をつけることがあります。

それは、**クローン病や潰瘍性大腸炎、大腸がんなどの疾患がないかどうか、病院でスクリーニングしておくことです**。とくに若い人で下痢が続く場合は、クローン病ではないか検査しておきましょう。過敏性腸症候群だと思っていたらクローン病だったという症例は少なくありません。クローン病は下痢が多く、内視鏡検査をしないと見逃されてしまうことが多いのです。

また、おなかの痛みはすべて腸が原因だと思わないでください。すい臓にがんがあったり胆のうに石があったりすると、痛みがおなかに響いたりすることがあるからです。おなかの不快感があったら、胃腸の検査だけでなく、腹部エコー検査や腹部ＣＴもしておいたほうがいいでしょう。

■こんな症状があったら検査を受けよう!

- □ 55歳以上の中高年層
- □ 原因不明の体重減少（10%以上）
- □ 貧血、出血
- □ 進行性の嚥下《えんげ》障害
- □ ものを飲み込むときに痛みがある
- □ 慢性的な嘔吐《おうと》
- □ 消化器系のがんの家族歴
- □ 食道がんにかかったことがある
- □ 消化性潰瘍《かいよう》にかかったことがある
- □ おなかにしこりがある
- □ 痛み止め、頭痛薬、風邪薬、血をサラサラにする薬を常用している
- □ リンパ節が腫れている
- □ ピロリ菌に感染している

Column
コラム

おなかのガスを減らす対処法

ガスをつくり出す細菌をとらないために食前のうがいや歯みがきを

おなかの不調のなかには、おならが出て困るというケースも多くあります。おならは、1日に男性なら14回程度、女性は7回程度が普通です。多いというのは、この倍以上も出るような状況です。

この場合、おなかの中でガスをつくり出す細菌を口から入れないことも大切。それには、食前の歯みがきが有効です。

口の中や歯と歯の間にはガスをつくり出すタイプの菌が存在しているので、食後だけでなく、食事の前にも歯みがきやうがいをして、菌を飲み込まないようにすると、ガスを減らすことができます。

入れ歯にも細菌がいるので、入れ歯をよく洗うように日頃から心がけてください。

また飛行機の中も、ガスや腹痛が発生しやすい場所です。というのも飛行中は高度が高く、気圧が下がるためおなかの中の空気が膨張することで、ガスが出やすくなったり腹痛が起きたりするのです。

その場合、機内食でFODMAPをとらないように気をつける、ウエストをきつく締めない服装にする、ガスを多く含んでいる炭酸飲料は飛行前や飛行中は避けるといったことを心がけましょう。これは高い山に登るときにもいえます。

PART4

〝腸元気生活〟を続けて老けない人になる

人は腸から老化する

腸内細菌は、4~5歳までに決まるといわれています。そして、60歳を過ぎた頃からこのバランスに大きな変化があらわれはじめます。加齢にともない善玉菌が徐々に減りはじめ、悪玉菌が増えはじめるのです。しかも、悪玉菌のなかでもウェルシュ菌、黄色ブドウ球菌といった、病原性の強いタチの悪い菌が増えていきます。

これは加齢とともに小腸の消化吸収能力が低下し、これまでは届かなかった栄養が大腸に届いてしまい、腸内細菌が大きく変化してしまうから。これが「腸の老化」です。

最近の研究では、**腸を若くきれいに保つことが健康のためになる**ことがわかってきました。「ヒトは血管から老いる」とよくいわれますが、「ヒトは腸から老いる」のです。

腸内細菌が乱れると、下痢や便秘だけでなく、肥満や糖尿病、動脈硬化、肝臓がんなど全身の病気を引き起こすこともわかってきました。もはや腸内細菌は、ひとつの臓器としてとらえて大切にしなければいけません。

腸を若く維持するために、もっとも大切なのは「食」です。腸内細菌は食べ物による影響を受けますから、何を食べるかがとても大切です。**おなかが不調な人でも食事を低FODMAP食に変えて生活習慣を見直せば、今からでも腸はすこぶる元気になります。**腸が元気になって本来の働きができるようになれば、健康も若さも取り戻すことができます。腸が若くてきれいな人は、若々しく元気に長生きできるのです。

権威ある学術雑誌『サイエンス』に、「幸福な人は長生きする」という論文が掲載されているのを知っていますか？　下痢やおなかの張り、腹痛などが解消し、腸が元気になると、明らかに生活の質が上がり幸福感が増えます。

つまり腸を元気にすると、幸福感も長生きも手に入れることができるのです。

決まった時間に食べて、決まった時間に寝る

規則正しい生活は、腸の健康にもいい影響を及ぼします。胃腸を健康に保つには、規則的に動かすことがとても大事です。1日3食をきちんと決まった時間にとり、決まった時間に寝て、決まった時間に起きることで、胃腸が一定のリズムで動けるようになります。

とくに**食事は、生体リズムへの刺激になるので、規則正しくとる習慣で体内時計を正常に働かせることができます。**食事の内容にも気をつけましょう。低FODMAPのなかで、できるだけいろいろな種類のものを食べると、腸内細菌の種類が増え、腸の細胞と細胞の間の結びつき（タイトジャンクション）が強くなります。すると腸のバリア機能が正常に働くので、免疫力が高まります。この腸内細菌の多様性が腸の健康を保つうえで重要なのです。

次に大事なのが睡眠の質です。**規則正しい7時間睡眠は、生体リズムを調整してくれる「メラトニン」を分泌させます。**メラトニンは胃腸の症状をよくすることもわかっています。過敏性腸症候群の人に、メラトニンを2週間、就寝前に飲んでもらったところ、不快な症状が改善したという論文もあります。

また、腸は空腹時に、おそうじ運動（伝播性《でんぱせい》消化管収縮運動／ＭＭＣ）をしています。このＭＭＣという腸管のぜん動運動によって、胃や小腸の中の食べ物やバクテリアを大腸のほうまで洗い流していきます。このとき殺菌作用のある胃液や胆汁などの消化液の分泌が増えて、腸内の悪玉菌の増加を防ぐことができるのです。

このおそうじ運動は、睡眠時がもっともダイナミックですが、空腹でないと行われません。胃に食べ物があると、腸管の収縮が止まってしまうからです。そのため、寝る直前にものを食べるのが、もっともよくないのです。就寝の4時間前には食事をすませましょう。

朝ごはんは必ず食べて、5分間トイレに入る

毎日スッキリした生活を送るために、快便をもたらすトイレ習慣を身につけましょう。

朝食は必ずとります。**腸に食べ物が入ってくると、S状結腸にたまっていた前日の便が動き出します。こうして腸を動かすスイッチが入り、1日のリズムが保たれるのです。**

次は、毎日5分間トイレに入って座ります。**便意がなくてもとりあえず決まった時間に入り、排便リズムを習慣化させることが大事です。**かかとを上げて前傾姿勢をとると、直腸から肛門までがまっすぐになり、便が出やすくなります。

体を左右にひねりながらいきむのも効果があります。ただし、体に負担がかかるので、5分以内にすること。ここでうまくいかなくても、5分で切り上げるようにします。

便が出ないときは、手や顔に水をかける寒冷刺激を試してみましょう。自律神経が刺激されて、腸の動きがよくなります。また、**水を飲むと腸の粘液を増やすため、排便には有効です。**1日に2リットル以上の水分をとる人に便秘が少ないことが「便秘診療ガイドライン」にも記載されています。とくに便秘の人は水分が不足しているので、常温の水を多めにとると便がやわらかくなり出しやすくなります。

排便できないことで焦ってしまうと、交感神経の影響で腸の動きが低下して、ますます便意が遠のいてしまいます。いちばんは、焦らないこと。リラックスすることを心がけましょう。

それでも便秘の不快感に耐えられなくなると手に取る「便秘薬」ですが、薬の使い方によっては実は恐ろしい副作用がでることが明らかになってきました。

市販薬でも販売されているセンナという漢方やラキソベロン、プルゼニドなどの刺激性便秘薬は腸への刺激が強く、長期間服用すると腸が反応しなくなってしまいます。大腸刺激性の下剤は漫然と連用せず、症状がひどいときだけ使用するようにしましょう。

腸を元気にする小腸&大腸マッサージ

腸の不快症状を改善するには、食事や生活習慣のほかにマッサージも有効です。外から腸管を刺激すると、腸管神経系のネットワークに影響を与えます。すると、**腸と脳を密接につないでいる自律神経の乱れが整って、リラックス効果を高める副交感神経が優位になります。血流もよくなり、腸内細菌のバランスが整って、おなかの不調の改善が期待できる**のです。

マッサージは、起床時と就寝前に行いましょう。寝ているときに小腸が動いて行われる、腸のおそうじ運動があります。この運動がうまくできていることをイメージしながらマッサージすると、効果が高まります。

また、おなかに不快感がある人は、腸がねじれている可能性があります。イスに座って上半身を左右にねじる、腸ひねりを試してみてください。この運動は、うっかり高FODMAPを食べたときにも効果があります。

■おなかの不調を改善する小腸&大腸マッサージ

小腸の働きを活性化　「J」の字マッサージ

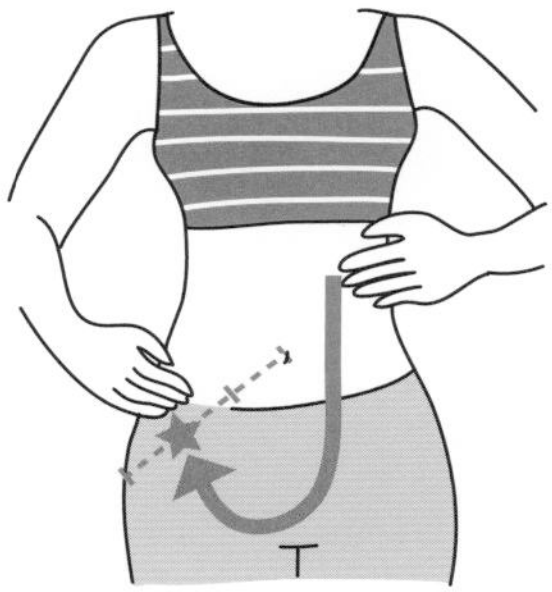

目安:1セット3回を1日3セット

①おへそと右の骨盤の出っ張りを直線で結び、3等分した外側の点（★）を探す

②★が大腸から小腸への細菌の逆流を防ぐ働きをしているバウヒン弁の場所。ここに右手を置いて、左手でおなかの左上から図のように★まで「J」の字を書くようにマッサージ

大腸の働きを活性化　「の」の字マッサージ

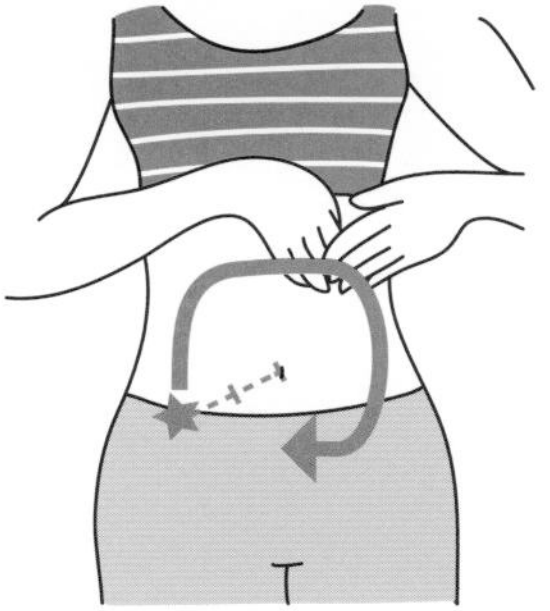

目安:1セット3回を1日3セット

★の位置から、図のように大きく大腸に沿って「の」の字を書くようにやさしくマッサージ

腸ひねり

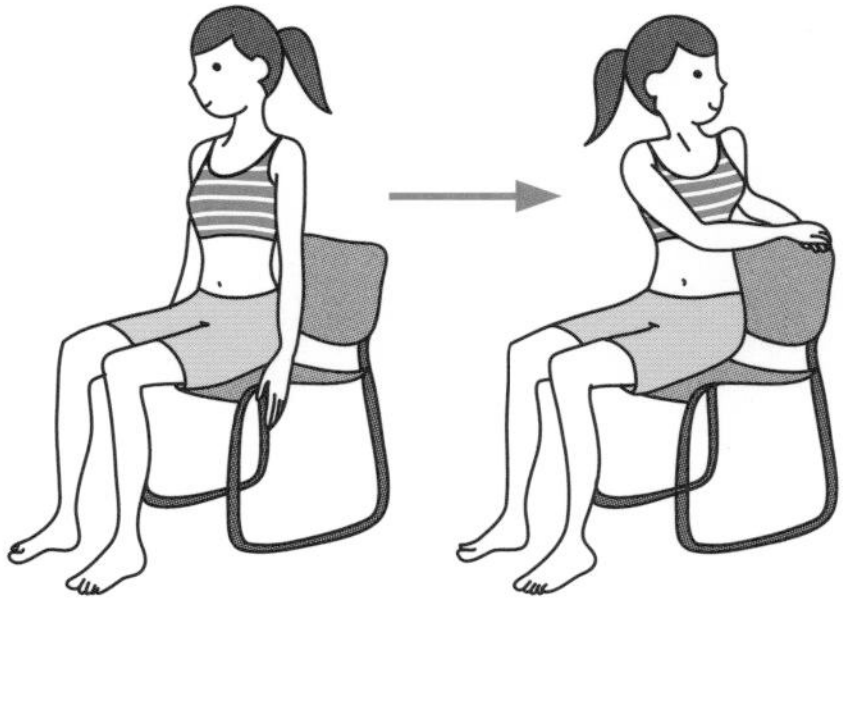

目安:1セット3回を1日3セット

①イスに浅く腰かけて背筋を伸ばす

②下半身は動かさず、上半身を左にひねる。同じように右にひねる

排便力を高める筋力トレーニング

■骨盤底筋群トレーニング

目安:1トレーニング20回。
1回1トレーニングを1日4回に分けて行う

5つの姿勢（4トレーニング）で、肛門周辺の筋肉を意識して、締めたりゆるめたりを5秒間隔で繰り返す

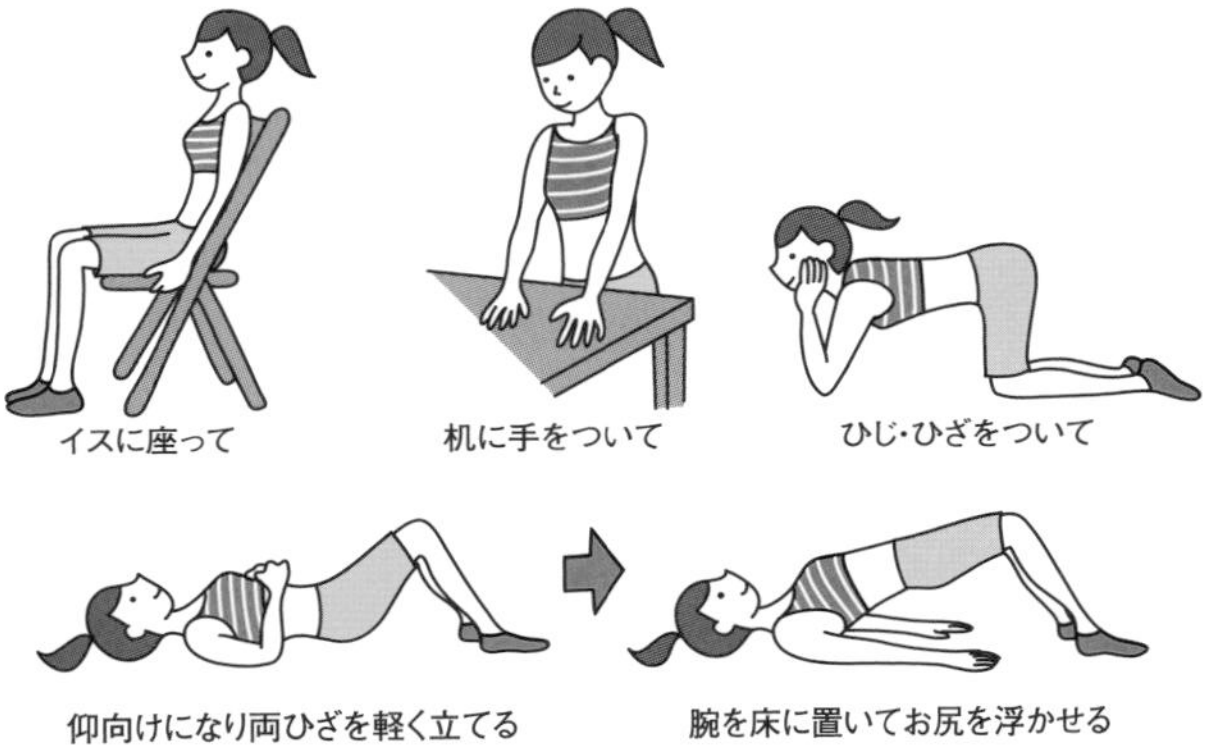

イスに座って
机に手をついて
ひじ・ひざをついて
仰向けになり両ひざを軽く立てる
腕を床に置いてお尻を浮かせる

ＦＯＤＭＡＰのとりすぎは、盲腸付近の過度な酸性化を起こし、これが大腸の盲腸付近の動きを麻痺《まひ》させ、ガスだけでなく便秘も招きます。

また、加齢によって起こる腸や腸を支える周辺の筋肉**「骨盤底筋群」の衰えも便秘の原因のひとつ**です。骨盤底筋群は便を押し出すときに使う筋肉で、肛門括約筋を含む筋肉の集まりです。この筋力トレーニングを続けると、便秘を解消でき排便力が高まります。

ストレスをためない

腸が不調の人は悩みや不安をためこみがちな傾向があります。ストレスをためると自律神経のバランスがくずれて胃腸の機能が正しく働かなくなります。**1日20分、週に3回、人生でストレスだと思ったエピソードや嫌だと感じた経験をエッセイのように書き出してみましょう。**自己開示することで、ストレスが軽減され、おなかの調子がよくなったというデータが報告されています。

体からネガティブをはき出したあとは、次に自分のまわりで起きた「ちょっとしたいいこと」に着目します。そして**夜寝る前に、その日に起こったよかったことやうれしかったことを3つ書き出します。**「お弁当がおいしかった」「道を聞かれてお礼を言われた」など、ささいなことでかまいません。こうすることでポジティブな気持ちが高まり、心身によい影響を与えることができるのです。

腸を元気に保てば、若々しく長生きできる

人生100年時代ともいわれる今、誰でも若々しく、健康に歳を重ねたいと思うもの。そのためには、腸の若さを維持していけるようにケアをすることが必要なことがわかってきました。

腸の健康に大きく関わってくるのが、腸内細菌です。前述したように、加齢によって腸内細菌の種類に変化が起こり、悪玉菌が優勢になっていきます。これは、小腸での消化吸収能力の低下によるものです。それにうまく適応するには、いくつかポイントがあります。

まず、食事の内容を見直すこと。歳とともに消化吸収能力が低下しているのですから、若くて元気だった頃と同じ食事をしていると、過剰な栄養素が大腸にまで届くようになり、脂肪やアミノ酸をエサとする悪玉の腸内細菌が増えることになります。その結果、肥満や糖尿病患者に見られるメタボな腸内細菌パ

ターンになってしまうのです。

まず、消化にとても時間がかかって腸管の動きが鈍くなってしまう、**脂肪分の多い料理や高カロリーの食品に気をつけましょう。**有害物質が腸に滞在する時間が長くなるため、大腸がんを招いてしまう恐れがあるからです。

そして**低FDOMAPの食品を、なるべくたくさんの種類をとることが大切です。**食べるときは、**摂取カロリーを抑えるために、「腹7分目」**にします。

これが、腸の老化を予防する食べ方です。

私は毎日、大腸内視鏡で人の腸を診ています。そこでわかることは、腸の見た目と健康は、大いに関係があるということです。病気のない人の腸は、のびがよく、ツヤがあってやわらかい状態です。それに対して肥満や糖尿病、高血圧などの症状がある人の腸は、硬くてけいれん気味です。人の外見も健康であれば若々しいもの。腸も同じなのです。

腸を若く保つことができれば、健康でハツラツとした人生を送れます。あなたも今日から腸をいたわって、健康に導いてください。

3週間FODMAP食事日誌

低FODMAP食を始めたら、何を食べて、おなかの調子がどうだったかをよく「傾腸」しましょう。おなかの張り、痛み、ゴロゴロ感、ガスの出方、便の状態をメモしておきます。また、今日うれしかったことを3つ、睡眠の質なども書いておきましょう。そして、今日1日をニコニコマークで評価しましょう。

【記入例】

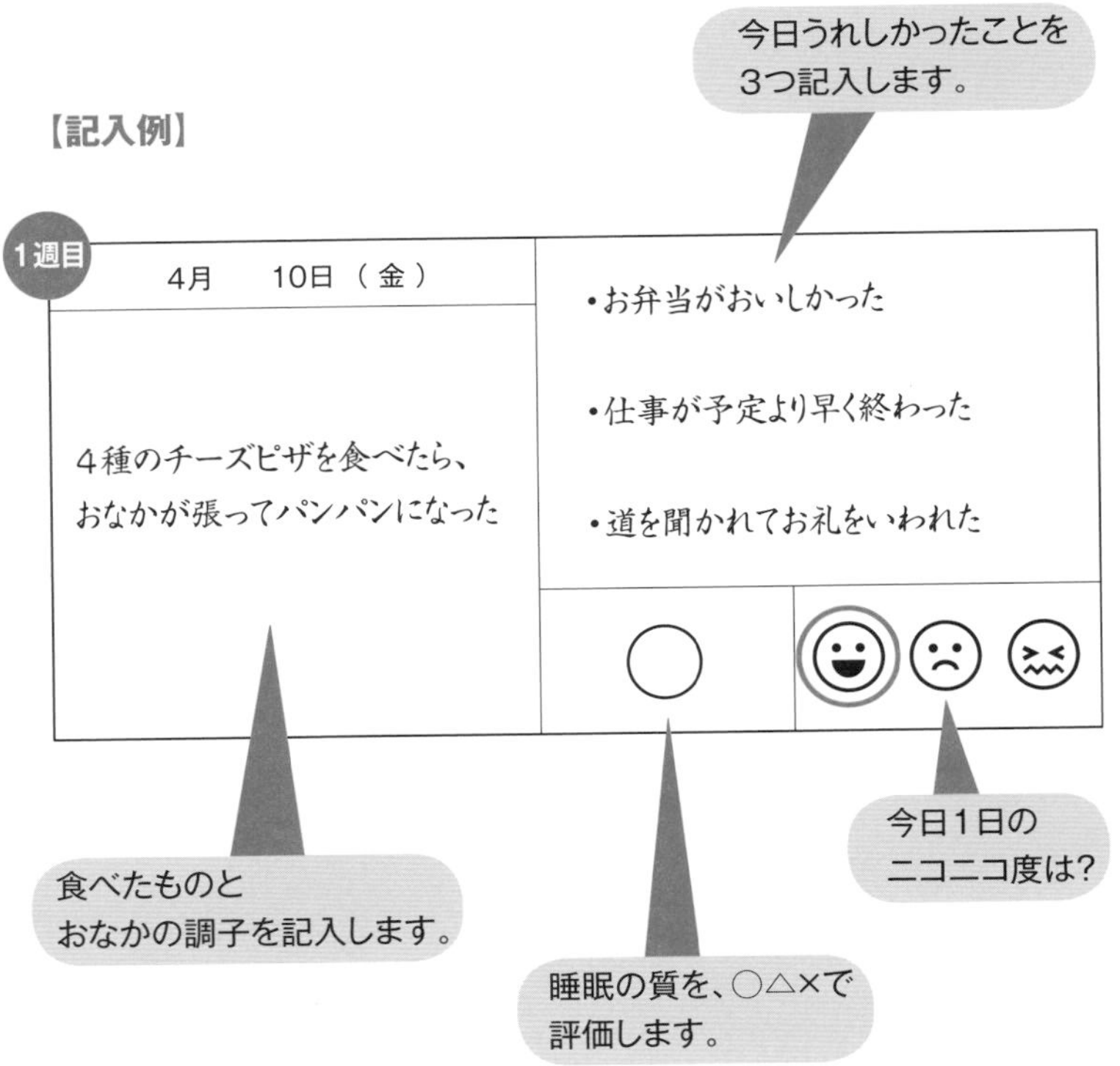
今日うれしかったことを3つ記入します。
1週目
4月 10日（金）
4種のチーズピザを食べたら、おなかが張ってパンパンになった
・お弁当がおいしかった
・仕事が予定より早く終わった
・道を聞かれてお礼をいわれた
食べたものとおなかの調子を記入します。
睡眠の質を、○△×で評価します。
今日1日のニコニコ度は?

1週目

月　　日（　）	・ ・ ・

月　　日（　）	・ ・ ・

月　　日（　）	・ ・ ・

月　　日（　　）

・

・

・

月　　日（　　）

・

・

・

月　　日（　　）

・

・

・

月　　日（　）

2週目

月　　日（　）

月　　日（　）

月　　日（　）

•
•
•

月　　日（　）

•
•
•

月　　日（　）

•
•
•

月　　日（　）	・ ・ ・

月　　日（　）	・ ・ ・

3週目

月　　日（　）	・ ・ ・

月　　日（　）

•

•

•

月　　日（　）

•

•

•

月　　日（　）

•

•

•

月　日（　）	・ ・ ・

月　日（　）	・ ・ ・

月　日（　）	・ ・ ・

ひと目でわかる

高FODMAP or 低FODMAP 食品リスト

全184食品

リストの見方

OK……低FODMAPのため「低FODMA食」に適している食品
NG……高FODMAPのため「低FODMA食」では避ける食品

食品名

目安量（正味量）
食品の量を、1個、1束、1本など、日常によく使われる単位であらわした量です。野菜の皮や根など、捨てる部分があるものを引いた重量が正味量です。MEMOに記した注意すべき分量、食べてもいい分量の参考にしてください。

OK	ブロッコリー	1株250g（125g）	ガ フ 乳 果 ポ	270g以上ではフルクタンが許容量を超えるので注意
NG	にら	1束100g（95g）	ガ フ 乳 果 ポ	54g以下なら食べてもOK

ガ フ 乳 果 ポ

ガ……発酵性オリゴ糖のガラクトオリゴ糖
フ……発酵性オリゴ糖のフルクタン
乳……発酵性二糖類の乳糖（ラクトース）
果……発酵性単糖類の果糖（フルクトース）
ポ……発酵性ポリオール（ソルビトール、マンニトールなどがある）

ガ …含まれていないFODMAP
ガ …含まれているFODMAP

MEMO
OK食品でも、食べる量でFODMAPが許容量を超える場合、その食品の量と含まれているFODMAP成分を表示。

NG食品でも、このくらいの量なら食べられる量を表示。
ただし、「低FODMAP食」を始めるとき、何が自分に合わないのかを見きわめるための除去期には、NG食品は完全に除去しなくてはいけません。チャレンジ期が終わって自分の腸に合わないとわかったFODMAP成分でも、少しなら食べてよいものがあります。その目安量を示しています。

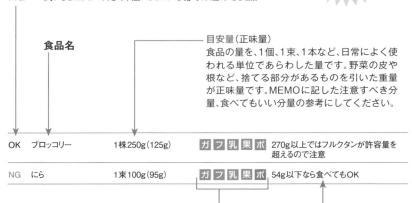

●穀類とその加工品●

OK	ごはん（米/精白米）	茶碗1杯150g	ガ フ 乳 果 ポ	
OK	ごはん（玄米）		ガ フ 乳 果 ポ	
OK	もち米・もち	切りもち1個50g	ガ フ 乳 果 ポ	
OK	そば（そば粉100%）	（ゆで）1玉170g	ガ フ 乳 果 ポ	
OK	シリアル（米）	1食40g	ガ フ 乳 果 ポ	
OK	シリアル（オート麦）	1食30g	ガ フ 乳 果 ポ	
OK	ビーフン	1袋150g	ガ フ 乳 果 ポ	
OK	フォー	1袋105g	ガ フ 乳 果 ポ	
OK	海藻麺	1袋100g	ガ フ 乳 果 ポ	
NG	大麦	16g	ガ フ 乳 果 ポ	28g以下なら食べてもOK
NG	小麦	1カップ100g	ガ フ 乳 果 ポ	
NG	食パン（小麦・大麦・ライ麦）	8枚切り1枚45g	ガ フ 乳 果 ポ	
NG	うどん（小麦）	ゆで1玉240g	ガ フ 乳 果 ポ	
NG	パスタ（小麦）	ゆで1食分192g	ガ フ 乳 果 ポ	74g以下なら食べてもOK
NG	そうめん（小麦）	乾燥1束50g	ガ フ 乳 果 ポ	
NG	ラーメン（小麦）	生1玉120g　蒸し1玉150g	ガ フ 乳 果 ポ	
NG	シリアル（大麦、小麦、オリゴ糖、ドライフルーツ、はちみつを含むもの）	50g（カルビー社製）	ガ フ 乳 果 ポ	
NG	ピザ	1枚約20cm180g	ガ フ 乳 果 ポ	

●緑黄色野菜

OK	にんじん	中1本200g（180g）	ガ フ 乳 果 ポ	
OK	トマト	中1個150g（146g）	ガ フ 乳 果 ポ	
OK	ブロッコリー	1株250g（125g）	ガ フ 乳 果 ポ	270g以上ではフルクタンが許容量を超えるので注意
OK	かぼちゃ	1/6個200g（180g）	ガ フ 乳 果 ポ	
OK	ほうれん草	1株30g（27g）	ガ フ 乳 果 ポ	
OK	チンゲン菜	1株100g（85g）	ガ フ 乳 果 ポ	115g以上ではポリオールが許容量を超えるので注意
OK	ピーマン	中1個40g（34g）	ガ フ 乳 果 ポ	75g以上ではポリオールが許容量を超えるので注意
OK	オクラ	1本8g（7g）	ガ フ 乳 果 ポ	
OK	さやいんげん	5本40g（39g）	ガ フ 乳 果 ポ	125g以上ではポリオールが許容量を超えるので注意

NG	アスパラガス	太3本90g(72g)	ガ フ 乳 果 ポ	7g以下なら食べてもOK
NG	にら	1束100g(95g)	ガ フ 乳 果 ポ	54g以下なら食べてもOK
NG	さやえんどう	10さや20g(18g)	ガ フ 乳 果 ポ	16g以下なら食べてもOK
NG	スナップえんどう	小1さや3g	ガ フ 乳 果 ポ	14g以下なら食べてもOK
●淡色野菜				
OK	キャベツ(紫キャベツも)	小1枚50g	ガ フ 乳 果 ポ	100g以上ではポリオールが許容量を超えるので注意。キャベツは許容量が少ない
OK	レタス	中1/2個200g(196g)	ガ フ 乳 果 ポ	
OK	白菜	1/4個750g(705g)1枚100g	ガ フ 乳 果 ポ	500g以上ではフルクタンが許容量を超えるので注意
OK	かぶ	中1個80g(73g)	ガ フ 乳 果 ポ	100g以上ではフルクタンが許容量を超えるので注意
OK	だいこん	中1本400g(340g)	ガ フ 乳 果 ポ	280g以上ではフルクタンが許容量を超えるので注意
OK	なす	中1個80g(72g)	ガ フ 乳 果 ポ	182g以上ではポリオールが許容量を超えるので注意
OK	きゅうり	1本100g(98g)	ガ フ 乳 果 ポ	
OK	ズッキーニ	1本150g(144g)	ガ フ 乳 果 ポ	75g以上ではフルクタンが許容量を超えるので注意
OK	もやし	1/4袋(50g)	ガ フ 乳 果 ポ	
OK	えだまめ	20さや50g(28g)	ガ フ 乳 果 ポ	210g以上ではフルクタンが許容量を超えるので注意
OK	たけのこ	ゆで小1本300g(300g)	ガ フ 乳 果 ポ	
OK	れんこん	小1節150g(120g)	ガ フ 乳 果 ポ	150g以上は果糖とガラクトオリゴ糖が許容量を超えるので注意
NG	玉ねぎ	1個200g(188g)	ガ フ 乳 果 ポ	12gでもフルクタンが許容量を超える
NG	ゴーヤー	1本200g(170g)	ガ フ 乳 果 ポ	
NG	長ねぎ	1本120g(72g)	ガ フ 乳 果 ポ	
NG	カリフラワー	1個600g(300g)	ガ フ 乳 果 ポ	
NG	セロリ	1本150g(98g)	ガ フ 乳 果 ポ	
NG	とうもろこし	1本450g(225g)	ガ フ 乳 果 ポ	38g以下なら食べてもOK
NG	ごぼう	中1本200g(180g)	ガ フ 乳 果 ポ	
●いも類				
OK	じゃがいも	1個150g(135g)	ガ フ 乳 果 ポ	
OK	ヤムいも	10cm200g(180g)	ガ フ 乳 果 ポ	300g以上でフルクタンが許容量を超えるので注意

NG	さつまいも	中1本250g(228g)	ガ フ 乳 果 ポ	75g以下なら食べてもOK
NG	里いも(タロイモ)	中1個70g(60g)	ガ フ 乳 果 ポ	75g以下なら食べてもOK
●香味野菜・香草・ハーブ				
OK	とうがらし	生1本3g/乾燥1本0.5g	ガ フ 乳 果 ポ	35g以上はフルクタンが許容量を超えるので注意
OK	しょうが	1個90g(72g)	ガ フ 乳 果 ポ	
OK	パセリ	1本10g(9g)	ガ フ 乳 果 ポ	
OK	ミント	5枚2g	ガ フ 乳 果 ポ	
OK	バジル	5枚2g	ガ フ 乳 果 ポ	
NG	わさび	小さじ1杯5g	ガ フ 乳 果 ポ	本わさびはOKだが、練りわさびは混ぜ物にFODMAPが多いためNG
NG	にんにく	1個100g(91g)	ガ フ 乳 果 ポ	
●野菜・いも加工品				
OK	こんにゃく	1枚200g	ガ フ 乳 果 ポ	
NG	梅干し	中1個7g(6g)	ガ フ 乳 果 ポ	はちみつが添加されている
NG	つけもの(キムチ・ぬか漬け・らっきょうなど)		ガ フ 乳 果 ポ	発酵食品は避ける
●豆類とその加工品				
OK	木綿豆腐	1丁300g	ガ フ 乳 果 ポ	
NG	絹ごし豆腐	1丁300g	ガ フ 乳 果 ポ	75g以上でガラクトオリゴ糖が、150g以上でガラクトオリゴ糖・フルクタンが許容量を超える
NG	大豆(ゆで)	カップ1杯130g	ガ フ 乳 果 ポ	43g以上でガラクトオリゴ糖が、85g以上でガラクトオリゴ糖・フルクタンが許容量を超える
NG	ひよこ豆(ゆで)	カップ1杯155g	ガ フ 乳 果 ポ	42g以下なら食べてもOK
NG	レンズ豆(ゆで)	カップ1杯175g	ガ フ 乳 果 ポ	23g以下なら食べてもOK
NG	あずき(ゆで)	カップ1杯約200g	ガ フ 乳 果 ポ	35g以下なら食べてもOK
NG	豆乳(大豆由来)	コップ1杯200ml210g	ガ フ 乳 果 ポ	日本の豆乳はすべて大豆由来
NG	あんこ	1缶200g	ガ フ 乳 果 ポ	38g以下なら食べてもOK
●果実類				
OK	バナナ	1本150g(90g)	ガ フ 乳 果 ポ	1本まで。110g以上はフルクタンが許容量を超えるので注意
OK	いちご	中1個15g(15g)	ガ フ 乳 果 ポ	
OK	ぶどう	デラウェア1房150g(128g)	ガ フ 乳 果 ポ	
OK	キウイフルーツ	1個100g(85g)	ガ フ 乳 果 ポ	286g以上はフルクタンが許容量を超えるので注意

OK	オレンジ	1個200g(130g)	ガ フ 乳 果 ポ	
OK	みかん	1個100g(80g)	ガ フ 乳 果 ポ	
OK	レモン	1個100g(97g)	ガ フ 乳 果 ポ	187g以上はフルクタンが許容量を超えるので注意
OK	パイナップル	1個2000g(1100g)	ガ フ 乳 果 ポ	200g以上はフルクタンが許容量を超えるので注意
OK	ブルーベリー	30粒90g(90g)	ガ フ 乳 果 ポ	50g以上はフルクタンが許容量を超えるので注意
OK	パパイヤ	1/2個200g(130g)	ガ フ 乳 果 ポ	
NG	りんご	中1個250g(213g)	ガ フ 乳 果 ポ	20g以下なら食べてもOK
NG	桃	1個200g(170g)	ガ フ 乳 果 ポ	18g以下なら食べてもOK
NG	すいか	1切れ400g(240g)	ガ フ 乳 果 ポ	15g以下なら食べてもOK
NG	なし	1個300g(255g)	ガ フ 乳 果 ポ	5g以下なら食べてもOK
NG	グレープフルーツ	1個300g(210g)	ガ フ 乳 果 ポ	80g以下なら食べてもOK
NG	メロン	1/6個260g(130g)	ガ フ 乳 果 ポ	120g以下なら食べてもOK
NG	アボカド	1個250g(175g)	ガ フ 乳 果 ポ	30g以下なら食べてもOK
NG	柿	1個200g(182g)	ガ フ 乳 果 ポ	60g以下なら食べてもOK
NG	西洋なし	1個250g(213g)	ガ フ 乳 果 ポ	
NG	さくらんぼ	2個12g(11g)	ガ フ 乳 果 ポ	20g以下なら食べてもOK
NG	ざくろ	小1個100g(50g)	ガ フ 乳 果 ポ	45g以下なら食べてもOK
NG	ブラックベリー	1粒4g	ガ フ 乳 果 ポ	4g以下なら食べてもOK
NG	いちじく	1個60g(51g)	ガ フ 乳 果 ポ	5g以下なら食べてもOK
NG	グアバ	中1個90g(63g)	ガ フ 乳 果 ポ	10g以下なら食べてもOK
NG	プラム	1個100g(93g)	ガ フ 乳 果 ポ	5g以下なら食べてもOK
NG	マンゴー	1個400g(260g)	ガ フ 乳 果 ポ	40g以下なら食べてもOK

●果物加工品・ナッツ類

OK	アーモンド	10粒15g	ガ フ 乳 果 ポ	12g以下はOK、24g以上はガラクトオリゴ糖が許容量を超えるので注意
OK	ヘーゼルナッツ	10粒15g	ガ フ 乳 果 ポ	15g以下はOK、30g以上はガラクトオリゴ糖が許容量を超えるので注意
OK	くるみ(いり)	5粒40g	ガ フ 乳 果 ポ	
OK	ピーナッツ	10個25g(18g)	ガ フ 乳 果 ポ	
OK	栗	3個60g(42g)	ガ フ 乳 果 ポ	

OK	松の実	20g	ガ フ 乳 果 ポ	
OK	かぼちゃの種	20g(13g)	ガ フ 乳 果 ポ	
NG	ピスタチオ	15個12g(7g)	ガ フ 乳 果 ポ	
NG	カシューナッツ	10粒15g	ガ フ 乳 果 ポ	
NG	干しあんず	1個8g	ガ フ 乳 果 ポ	
NG	レーズン	20粒10g	ガ フ 乳 果 ポ	
NG	プルーン(ドライ)	3個30g	ガ フ 乳 果 ポ	
NG	果糖の多い果汁を含んだジュース	コップ1杯200ml210g	ガ フ 乳 果 ポ	

●きのこ・海藻類とその加工品

OK	焼き海苔	焼き海苔1枚分3g	ガ フ 乳 果 ポ	
NG	しいたけ	2個30g(24g)	ガ フ 乳 果 ポ	10g以下なら食べてもOK
NG	えのき	1袋100g(85g)	ガ フ 乳 果 ポ	
NG	マッシュルーム	1個10g(10g)	ガ フ 乳 果 ポ	
NG	わかめ・昆布	1食分2g(乾燥)10cm角4g	ガ フ 乳 果 ポ	5g以下なら食べてもOK

●肉・魚介類・卵とその加工品

OK	豚肉	肩ロース薄切り1枚20g	ガ フ 乳 果 ポ	
OK	牛肉(赤身)	肩ロース薄切り1枚60g	ガ フ 乳 果 ポ	
OK	鶏肉	もも肉(皮付き)1枚250g	ガ フ 乳 果 ポ	
OK	ベーコン	1枚15g	ガ フ 乳 果 ポ	
OK	ハム	ロースハム1枚20g	ガ フ 乳 果 ポ	
OK	えび	大正えび小1尾40g(18g)	ガ フ 乳 果 ポ	
OK	卵	Mサイズ1個60g(51g)	ガ フ 乳 果 ポ	
OK	魚(サーモン)	1切れ100g	ガ フ 乳 果 ポ	
NG	ソーセージ	フランクフルトソーセージ1本50g	ガ フ 乳 果 ポ	100g以下なら食べてもOK

●乳・乳製品

OK	カマンベールチーズ	1/4切れ25g	ガ フ 乳 果 ポ	
OK	チェダーチーズ	1切れ25g	ガ フ 乳 果 ポ	
OK	モッツァレラチーズ	1切れ30g	ガ フ 乳 果 ポ	
NG	牛乳	コップ1杯200ml210g	ガ フ 乳 果 ポ	
NG	生クリーム	大さじ1杯15ml15g	ガ フ 乳 果 ポ	40g以下なら食べてもOK
NG	ヨーグルト	コップ1杯200ml210g	ガ フ 乳 果 ポ	

NG	カッテージチーズ	50g	ガ フ 乳 果 ポ	40g以下なら食べてもOK
NG	クリームチーズ	100g	ガ フ 乳 果 ポ	40g以下なら食べてもOK
NG	リコッタチーズ	100g	ガ フ 乳 果 ポ	40g以下なら食べてもOK
NG	コンデンスミルク	大さじ1杯15ml20g	ガ フ 乳 果 ポ	7g以下なら食べてもOK
NG	プロセスチーズ	1切れ25g	ガ フ 乳 果 ポ	
●菓子類				
OK	ポップコーン	1袋50g	ガ フ 乳 果 ポ	
OK	せんべい	1枚20g	ガ フ 乳 果 ポ	
OK	タピオカ	1カップ80g	ガ フ 乳 果 ポ	
NG	ケーキ(ショートケーキ)	1切れ110g	ガ フ 乳 果 ポ	
NG	焼き菓子(ワッフル/クッキー)	1個約46g/3枚24g	ガ フ 乳 果 ポ	
NG	アイスクリーム(高脂肪)	1個95g	ガ フ 乳 果 ポ	30g以下なら食べてもOK
NG	プリン	小1個80g	ガ フ 乳 果 ポ	
NG	ミルクチョコレート	3かけ15g	ガ フ 乳 果 ポ	20g以下なら食べてもOK
●飲料				
OK	緑茶	カップ1杯100ml100g	ガ フ 乳 果 ポ	
OK	紅茶(無糖)	カップ1杯100ml100g	ガ フ 乳 果 ポ	250mlでは、フルクタンが許容量を超えるので注意
OK	コーヒー(無糖)	カップ1杯100m100g	ガ フ 乳 果 ポ	
OK	ココア	粉末大さじ1杯9g	ガ フ 乳 果 ポ	
OK	アーモンドミルク	コップ1杯200ml205g	ガ フ 乳 果 ポ	
OK	水、ミネラルウォーター	200ml200g	ガ フ 乳 果 ポ	
NG	ウーロン茶	カップ1杯100ml100g	ガ フ 乳 果 ポ	
NG	ハーブティー(強いもの)	カップ1杯100ml100g	ガ フ 乳 果 ポ	
●アルコール飲料				
OK	ビール	コップ1杯200ml202g	ガ フ 乳 果 ポ	
OK	ウイスキー	シングル1杯30ml29g	ガ フ 乳 果 ポ	
OK	ジン	シングル1杯30ml28g	ガ フ 乳 果 ポ	
OK	ウォッカ	シングル1杯30ml28g	ガ フ 乳 果 ポ	
OK	甘くないワイン	グラス1杯100ml99g	ガ フ 乳 果 ポ	
OK	甘くないスパークリングワイン	グラス1杯100ml99g	ガ フ 乳 果 ポ	
OK	日本酒	1合180ml180g	ガ フ 乳 果 ポ	

NG	ラム酒	シングル1杯30ml29g	ガ フ 乳 果 ポ	

●油脂類・調味料・ジャムなど

OK	バター	大さじ1杯12g	ガ フ 乳 果 ポ	
OK	マーガリン(牛乳を含まないもの)	大さじ1杯12g	ガ フ 乳 果 ポ	
OK	ココナッツオイル	大さじ1杯12g	ガ フ 乳 果 ポ	
OK	キャノーラ油	大さじ1杯12g	ガ フ 乳 果 ポ	
OK	オリーブオイル	大さじ1杯12g	ガ フ 乳 果 ポ	
OK	マヨネーズ	大さじ1杯12g	ガ フ 乳 果 ポ	
OK	砂糖	大さじ1杯9g	ガ フ 乳 果 ポ	
OK	酢	大さじ1杯15g	ガ フ 乳 果 ポ	
OK	しょうゆ	大さじ1杯18g	ガ フ 乳 果 ポ	
OK	魚醤	大さじ1杯12g	ガ フ 乳 果 ポ	125gでは、ガラクトオリゴ糖・ポリオールが許容量を超えるので注意
OK	トマトソース	カップ1杯100ml99g	ガ フ 乳 果 ポ	
OK	オイスターソース	大さじ1杯18g	ガ フ 乳 果 ポ	
OK	ウスターソース	大さじ1杯18g	ガ フ 乳 果 ポ	105gでは、ガラクトオリゴ糖・ポリオールが許容量を超えるので注意
OK	マスタード	ねりがらし 大さじ1杯18g	ガ フ 乳 果 ポ	
OK	味噌	大さじ1杯18g	ガ フ 乳 果 ポ	75gでは、フルクタンが許容量を超えるので注意
OK	マーマレード	大さじ1杯21g	ガ フ 乳 果 ポ	
OK	メープルシロップ	大さじ1杯21g	ガ フ 乳 果 ポ	
OK	カレー粉	大さじ1杯6g	ガ フ 乳 果 ポ	
OK	とうがらし(粉末)	七味とうがらし大さじ1杯6g	ガ フ 乳 果 ポ	
NG	トマトケチャップ	大さじ1杯15g	ガ フ 乳 果 ポ	13g(小1パック)なら食べてもOK
NG	はちみつ	大さじ1杯21g	ガ フ 乳 果 ポ	7g(小さじ1)なら食べてもOK
NG	コーンシロップ(果糖ブドウ糖液糖としてジュースに入っている)	大さじ1杯15ml21g	ガ フ 乳 果 ポ	20gなら食べてもOK
NG	固形スープの素	1個5g	ガ フ 乳 果 ポ	2g以下なら食べてもOK
NG	バルサミコ酢	大さじ1杯15g	ガ フ 乳 果 ポ	21g以下なら食べてもOK

《食べるFODMAP》

低FODMAP食はいったいどれくらい効果があるのでしょうか？

現在、医療を経済の面から評価するにあたり、「NNT（Number Needed To Treat、治療必要例数）」という数字が使われています。これは、「いったい何人に1人の確率で治療が有効であるのか」という治療効果を得るのに必要な人数を表しています。つまり、NNTの値が小さいほど治療が有効ということです。

一般的な過敏性腸症候群の薬は、NNTが4です。

つまり、4人の患者さんに過敏性腸症候群の薬を飲んでもらうと、1人の患者さんのおなかの調子がよくなるということです。

それに対して、低FODMAP食のNNTは、2・2です。

2人の患者さんが低FODMAP食を実行すると、1人の患者さんの腹痛や下痢が良くなってしまうわけです。つまり、薬よりも医療経済上評価が高いということになります。

これは驚くべき効果で、私自身がこの効果を日常診療で実感しています。たくさんの患者さんが、つらかった下痢や腹痛がなくなり、涙を流して回復を喜んでこられました。臨床的には低FODMAP食と薬を併用するのも有効でしょう。

本書のテーマのひとつが「食べるFODMAP」です。

大きな特色として、「FODMAPはどこまで食べることができるか」を表に示した点があります。個人差が大きいため、「許容量」をぜひ参考にしてください。

高FODMAP食すべてが完全に食べられないわけではありません。パン（フルクタン）は合わなくても、りんご（フルクトース・ポリオール）は食べられる人もいます。

高FODMAP食の全部を、一生除去するのが低FODMAP食だと誤解している医師もいるので注意してください。

しかも食品アレルギーと違い、自分の腸にどのFODMAP成分が合わないか、しっかり自己分析できれば、たとえ高FODMAP食だったとしても、少量なら食べられることが多いのです。つまりは自己調節できるのです。

この点が、食べると息苦しく呼吸困難になったり、血圧が下がったり、全身にじんましんができるなど、いわゆるアナフィラキシーショックの原因になる「食物アレルギーを起こす食べ物」との大きな違いです（セリアック病におけるグルテンは、完全に除去する必要があります）。

高ＦＯＤＭＡＰ、低ＦＯＤＭＡＰの分類に関しては大学によって見解が違うものがあります。たとえば、セロリに関しては、モナッシュ大学は高ＦＯＤＭＡＰ食とし、スタンフォード大学では低ＦＯＤＭＡＰ食としています（高ＦＯＤＭＡＰ食が正しい）。食材には産出地や種類で差があるため、このような、見解の差異が完全に一致することはこれからもないでしょう。果物などは、品質改良によって甘すぎる（果糖が増強されている）ものもあります。

しかし食べていいかどうかは、最終的にはあなたの腸が決めればよいのです。ぜひ、食べたときに自らの腸が発するメッセージを注意深く聞く「傾腸《けいちょう》」をしてみてください。

医学は常に更新されていくものであり、現時点で医学的にわかっていることをまとめたのがこの本です。これから明らかになってくることも多いはずですが、それを全部待っていては現代に生きている人を救うことはできません。

今、目の前で困窮している患者さんの人生には、貴重な青春があり、大切なイベント（受験、恋愛、結婚、就職など）があり、おなかの不調は、一刻も無駄にすることはできない切実な問題なのです。そんな患者さんを1秒でも早く救いたい、という気持ちでまとめました。

人生には、今しかできないことがあります。

今までおなかの不調が何を試してもよくならず、さまざまな人生のチャンスを逃し、悔し涙を流してきたあなたにこそ、この本を贈りたいのです。

今まで医師は、おなかの不調を持つ患者に「刺激物を避け、食べすぎを避け、ごぼうやアスパラガスなどの食物繊維をたくさんとって、ヨーグルトやりんごを食べましょう」という指導をしてきました。

しかし、今まで読んできてくださったあなたならおわかりのとおり、過敏性腸症候群やSIBOの患者さんでは逆効果になることがあります。そしてその数は、潜在的な患者も含めると1700万人とも推定されます。まさに世界的な健康問題です。

万人の腸によいという食事はありません。そして、患者さん全員に十把一絡げの画一的な指導しかしないなら、医師である必要はなく、AIがテープレコーダーを流しているのと同じです。これからの時代は、ひとりひとりの腸に合ったオーダーメイドの指導が必要なのです。

この本をきっかけとして、あなたが、常に腸のことを意識せざるをえない毎日から解放され、あなたの人生が当たりまえの幸福を取り戻すことを祈り、筆を置きます。

江田　証

●著者紹介　江田 証（えだ　あかし）
医学博士。江田クリニック院長。

1971年、栃木県生まれ。自治医科大学大学院医学研究科修了。日本消化器病学会専門医。日本消化器内視鏡学会専門医。米国消化器病学会（AGA）インターナショナルメンバーを務める。消化器系がんに関連するCDX2遺伝子がピロリ菌感染胃炎で発現していることを世界で初めて米国消化器病学会で発表し、英文誌の巻頭論文として掲載。毎日、全国から来院する患者さんを胃内視鏡・大腸内視鏡で診察し、改善させることを生きがいにしているカリスマ消化器専門医。テレビやラジオ、雑誌などに頻繁に取り上げられ、わかりやすい解説に人気がある。

◎参考文献◎
·Halmos, Emma P., et al. "A diet low in FODMAPs reduces symptoms of irritable bowel syndrome." Gastroenterology 146.1 (2014): 67-75.
·Staudacher, Heidi M., et al. "Comparison of symptom response following advice for a diet low in fermentable carbohydrates (FODMAPs) versus standard dietary advice in patients with irritable bowel syndrome." Journal of human nutrition and dietetics 24.5 (2011): 487-495.
·Tana, C., et al. "Altered profiles of intestinal microbiota and organic acids may be the origin of symptoms in irritable bowel syndrome." Neurogastroenterology & Motility 22.5 (2010): 512.

腸を治す食事術

2020年4月5日　初版発行
2023年11月5日　第6刷発行

著　者　江田　証
発行者　富永靖弘
印刷所　公和印刷株式会社

発行所　東京都台東区 台東2丁目24　株式会社　新星出版社
〒110－0016 ☎03（3831）0743

　Printed in Japan

ISBN978-4-405-09379-9